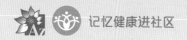
记忆健康进社区

U0196997

照护日记

王华丽 李 霞 编

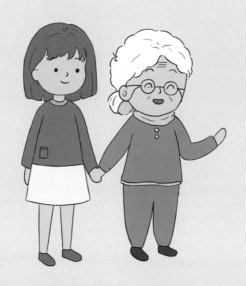

北京大学医学出版社

ZHAOHU RIJI

图书在版编目（CIP）数据

照护日记 / 王华丽，李霞编 . —北京：北京大学医学出版社，
2020.11

ISBN 978-7-5659-2263-3

Ⅰ . ① 照⋯　Ⅱ . ① 王⋯ ② 李⋯　Ⅲ . ① 痴呆－护理
Ⅳ . ① R473.74

中国版本图书馆 CIP 数据核字（2020）第 178459 号

照护日记

编　　　：	王华丽　李　霞
插　　画：	吴　冲
出版发行：	北京大学医学出版社
地　　址：	（100083）北京市海淀区学院路 38 号　北京大学医学部院内
电　　话：	发行部 010-82802230；图书邮购 010-82802495
网　　址：	http://www.pumpress.com.cn
E - m a i l：	booksale@bjmu.edu.cn
印　　刷：	北京强华印刷厂
经　　销：	新华书店
责任编辑：许　立　责任校对：靳新强　责任印制：李　啸	
开　　本：880 mm × 1230 mm　1/32　印张：7.5　字数：162 千字	
版　　次：2020 年 11 月第 1 版　2020 年 11 月第 1 次印刷	
书　　号：ISBN 978-7-5659-2263-3	
定　　价：50.00 元	

照护日记

顾　　问：于　欣

编　　　：王华丽　李　霞

学术秘书：周舒艾君　夏梦梦

插　　画：吴　冲

序一

第六次全国人口普查数据结果显示，中国老龄化进程逐步加快，全国老龄人口逾1.7亿，占13.26%。2019年国际阿尔茨海默病协会公布，全球有将近5000万痴呆患者。我国约有近1000万痴呆患者，这无疑已经成为我国老龄化社会的巨大挑战。关爱痴呆患者，为患者家属及其照料者提供辅导和精神关怀，是改善老年痴呆患者生活质量的重要举措。

我国当前用于痴呆医疗与照护的专业资源仍相当有限，大部分痴呆患者仍在接受居家照护。在社会服务资源不足的情况下，由北京大学第六医院王华丽医生带领的课题组总结近二十年痴呆医患家属联谊会的工作经验，获得北京市科委首都临床特色应用研究项目重点课题资助，建立了痴呆患者家属辅导与干预技术，在很大程度上提高了家属的照护技能，缓解其照护压力，为改进痴呆患者社区服务提供了科学的技术手段。

应广大家庭照护者及社区工作者的要求，课题组成员不断完善医院—社区—家庭结合干预技术操作手册，策划了"记忆健康进社区"系列丛书，共包括《痴呆基础知识与筛查基本技能手册》《痴呆居家照护辅导——辅导员工作手册》《痴呆居家照护辅导——家庭照护者学习手册》《照护日记》四本书，为开展社区老年期痴呆筛查、照护者干预与辅导等工作提供了非常实用的工具，可进一步指导痴呆照料者综合干预技术在社区的推广工作。

　　特别高兴看到北京市科委首都临床特色应用研究项目资助课题取得如此丰硕的应用成果。衷心期望这套丛书能让生活在社区的患者得到及时的诊断和治疗，享受高质量的居家照护，从而达到更高的生活质量！

曹　巍

北京市科学技术委员会生物医药处

医药技术的进步固然有助于提升疾病的诊治水平，但是同样也会增加医疗成本的支出。无论发达国家还是发展中国家，医疗成本的上升速度都远远超过了社会财富的增加速度。因此，有人预言，21世纪的医疗发展呈现出逐渐以自我医疗（自我诊断与照料）为中心的趋势。而传播手段的日益贴身化，临床诊疗技术的数字化，都为自我医疗创造了条件。在"匿名戒酒协会"的"十二诫条"中有一句话叫"empower ourselves"。这个"empower"翻译成中文"用某种事或物来武装自己"最为贴切。这套系列丛书就是把防治痴呆、照护痴呆患者的复杂高深的医学知识用通俗易懂的语言传递给读者，"武装"他们的头脑，希望他们能够更好地预防痴呆，更早地发现痴呆和更好地在家庭中护理好痴呆患者。

做一个合格的医生，是要对他所诊治的每一个患者负责，认真做好临床检查，搜集相关信息，做出合理的临床诊断，谨慎制订治疗策略，仔细关注患者的结局。但是如果要做一名卓越的医生，就需要有更强的使命感和责任心，跳出个体患者的圈子，关心这一类患者的治疗现状、生存质量和疾病转归。北京大学第六医院的老年精神病学团队一直向卓越迈进，这套丛书，也是我们不断进步的一个见证。

于　欣

中国医师协会精神科医师分会首任会长

中华医学会精神医学分会　前任主任委员

WHO/北京精神卫生研究与培训协作中心主任

在中国老龄化加快进程中，全国痴呆患者人数已经达到1000万左右，而我国用于痴呆医疗与照护的专业资源仍相当有限。当前，大部分痴呆患者在家中接受照护，在社会服务资源不足的情况下，为家庭照护者提供照护技能、缓解照护压力，改善痴呆患者及其家庭的生活质量，则显得格外重要。

2000年，我第一次参加阿尔茨海默病（Alzheimer's disease, AD）国际大会，了解到照护者支持的重要性，回国后很快在导师舒良教授指导下组织开展了第一次AD医患家庭联谊会活动。从此，联谊会定期活动，为痴呆患者家属提供团体辅导。它不仅是照护经验交流的重要平台，也是照护压力疏泄的重要场所。20年来，这个平台为无数的家庭提供了高质量的辅导服务，我们的团队成员也积累了丰富的对于家庭照护者辅导的经验。

2011年，在北京市科委首都临床特色应用研究项目重点课题"老年期痴呆患者医院—社区—家庭综合干预研究"的支持下，团队成员在2010年出版的《聪明的照护者——家庭痴呆照护教练书》的基础上，提出"记忆健康进社区"的工作口号，并将多年来的实践经验整理成干预技术操作手册，在社区开展家庭照护者团体辅导试点工作，取得了积极的反响。

应广大家庭照护者及社区工作者的要求，团队成员完善了干预技术操作手册，策划了"记忆健康进社区"系列丛书。这套丛书共包括《痴呆基础知识与筛查基本技能手册》《痴呆居家照护辅导——辅导员工作手册》《痴呆居家照护辅导——家庭照护者学习手册》《照护日记》四本书，为开展社区老年期痴呆筛查、照护者干预与辅导等工作提供了非常实用的工具。

干预技术试点工作的执行与实施得到了北京大学第六医院于欣、王向群、李涛、李霞，记忆健康360工程洪立、燕青，北京市华龄颐养老年心理服务中心杨萍，北京市朝阳区第三医院马万欣，首都医科大学北京安贞医院贺建华、张娜，北京大学医学部社区卫生服务中心孙凌波、韩方群，北京科技大学社区卫生服务中心李素君、黄伟，清华大学社区卫生服务中心郝丽、吴丹，北京理工大学社区卫生服务中心刘海燕、辛彦君，丰台区铁营医院孙培云、李宁，北京语言大学社区卫生服务中心郭青、李倩，北京精诚泰和医药信息咨询有限公司武海波等机构和人员的大力支持，在此一并致以谢意！

这套丛书的策划、编辑以及出版工作得到了北京大学医学出版社许立老师的大力支持，特致谢意！

干预技术来源于记忆中心"AD医患家属联谊会"20年来工作的实践经验，对联谊会所有工作人员、坚持参加干预辅导的痴呆患者及其家属表示由衷的敬意和谢意！

最后，也特别希望这套丛书能让生活在社区的患者更早得到及时诊断和治疗，并有机会接受高质量的全程管理，减轻家属的照护负担，获得更好的生活品质！

特别鸣谢
北京市科委首都临床特色应用研究项目的资助！

王华丽

目录

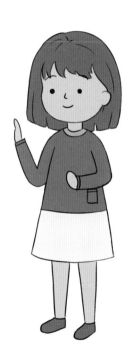

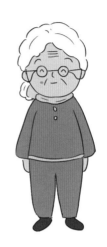

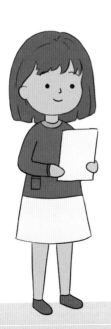

1. 《照护日记》将协助您记录与认知障碍亲属在一起生活的点点滴滴，包括：我的亲人小档案、每月重要事项和每日照护状况。

2. 《照护日记》将通过"每周自我评估"协助您记录自己在照顾认知障碍亲属过程中的感受，包括自我感觉和心情、日常照护的效果以及和亲人的关系。

3. 具体填写说明

（1）**我的亲人小档案**

> "MMSE分值"即简易精神状态检查分值，由社区医生或专业测评员评定后告知，可填写老人最近一次的评估结果。
> "目前服用药物"包括与认知及躯体疾病相关的药物。

（2）**每月重要事项**

> 记录当月与照护及日常生活有关的重要事件，例如过生日、看门诊、做检查、参加小组活动等。

（3）照护日记（每日记录，共分两页）

第一页记录老人当天的起居作息、生活自理状况、身体状况以及活动情况。

第二页记录照护过程中的"棘手问题与应对"和"开心一刻"。

 记录当天老人出现了哪些棘手的、您难以应对的问题，以及您采用哪些应对和解决办法。

开心一刻 记录当天老人有哪些举动让您感到开心和感动的，或者是您又总结学习到了哪些照护小妙招。

（4）每周自我评估

根据自我感受在相应表情上画圈。

这都是您宝贵的财富，快记录下来吧！

精心照护、用心记录，更优质地照护、更美好地生活！从今天开始，让我们开始动笔吧！

✅ 照护者生存小窍门

- 把我的健康列为重要事项
- 在我需要的时候寻求帮助
- 参加患者家庭俱乐部或类似的支持团体
- 每天都要休息
- 保持和朋友们的交往
- 保持我的兴趣爱好

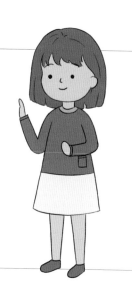

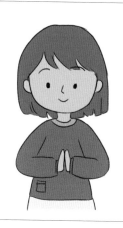

- 保持幽默感
- 庆祝自己做得好的事情
- 健康饮食
- 能多锻炼就多锻炼
- 不舒服要去看医生
- 处理好法律和财务问题
- 坦然过好每一天

✅ 我的亲人小档案

姓名

性别

年龄

出生时间　　　　年　　　　　月　　　　　日

疾病诊断及确诊时间

MMSE分值

目前服用药物

_____ 年 _____ 月

⊘ _____月重要事项

星期一	星期二	星期三	星期四	星期五	星期六	星期日

_____年 ____ 月 ____ 日　　　　　　　星期 ____

⊘ 照护日记

| 起床时间 | 口腔清洁情况 |

早餐时间　　　午餐时间　　　晚餐时间

饮食情况

服药时间（1）　　　　（2）　　　　（3）

服药情况

排便时间（小便）
　　　　　（大便）

排便情况

活动情况

身体清洁情况

睡眠时间　　　　　　睡眠情况

⊘ 照护日记

棘手问题与应对

开心一刻

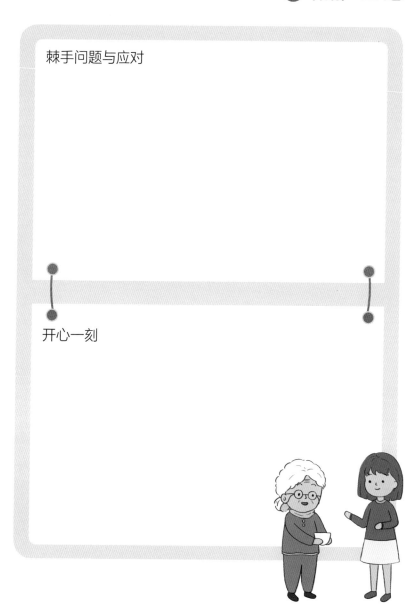

_____年 ____月 ____日　　　　　　星期 ____

⊘ 照护日记

起床时间		口腔清洁情况
早餐时间	午餐时间	晚餐时间

饮食情况

服药时间（1）　　　　　（2）　　　　　（3）

服药情况

排便时间（小便）
　　　　　（大便）

排便情况

活动情况

身体清洁情况

睡眠时间	睡眠情况

⊘ 照护日记

棘手问题与应对

开心一刻

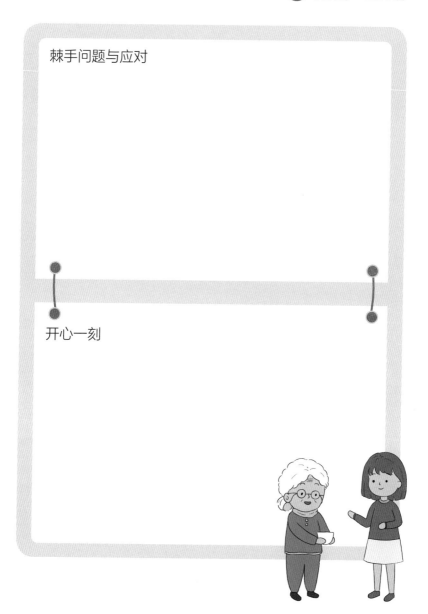

_____ 年 ____ 月 ____ 日　　　　　　星期 ____

⊘ 照护日记

起床时间		口腔清洁情况
早餐时间	午餐时间	晚餐时间
饮食情况		
服药时间（1）　　　（2）　　　（3）		
服药情况		
排便时间（小便） 　　　　　（大便）		
排便情况		
活动情况		
身体清洁情况		
睡眠时间		睡眠情况

⊘ 照护日记

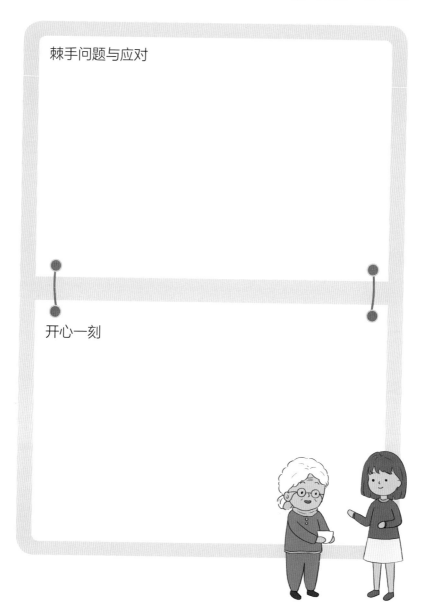

棘手问题与应对

开心一刻

_____ 年 ____ 月 ____ 日　　　　　　星期 ____

⊘ 照护日记

起床时间	口腔清洁情况

早餐时间	午餐时间	晚餐时间

饮食情况

服药时间（1）　　　　（2）　　　　（3）

服药情况

排便时间（小便）
　　　　　（大便）

排便情况

活动情况

身体清洁情况

睡眠时间	睡眠情况

⊘ 照护日记

棘手问题与应对

开心一刻

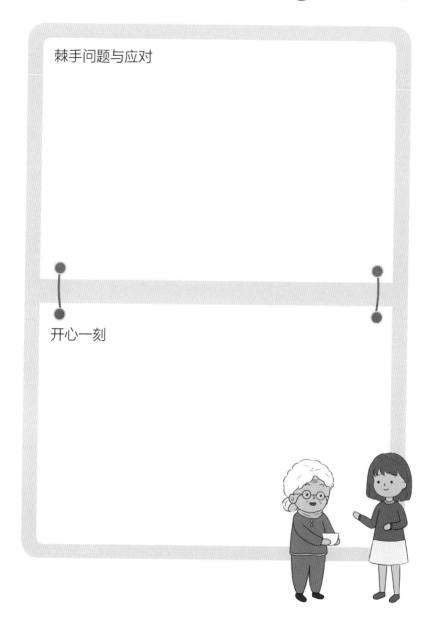

_____ 年 ____ 月 ____ 日 　　　　　　星期 ____

⊘ 照护日记

起床时间 　　　　　　　　口腔清洁情况

早餐时间 　　　　午餐时间 　　　　晚餐时间

饮食情况

服药时间（1） 　　　　（2） 　　　　（3）

服药情况

排便时间（小便）
　　　　　（大便）

排便情况

活动情况

身体清洁情况

睡眠时间 　　　　　　　　睡眠情况

⊘ 照护日记

棘手问题与应对

开心一刻

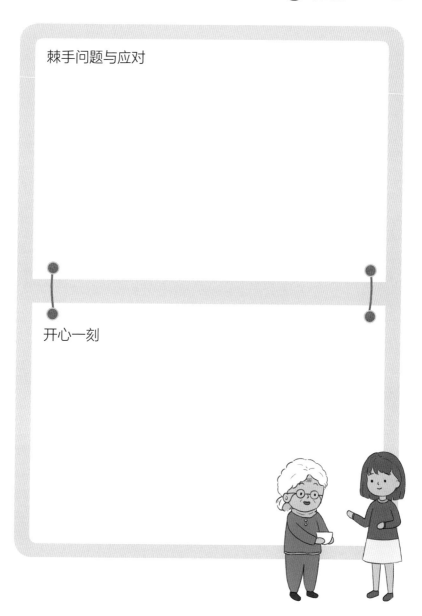

_____ 年 _____ 月 _____ 日　　　　　　　星期 _____

⊘ 照护日记

起床时间	口腔清洁情况

早餐时间	午餐时间	晚餐时间

饮食情况

服药时间（1） 　　　　　（2） 　　　　　（3）

服药情况

排便时间（小便）
　　　　　（大便）

排便情况

活动情况

身体清洁情况

睡眠时间	睡眠情况

⊘ 照护日记

棘手问题与应对

开心一刻

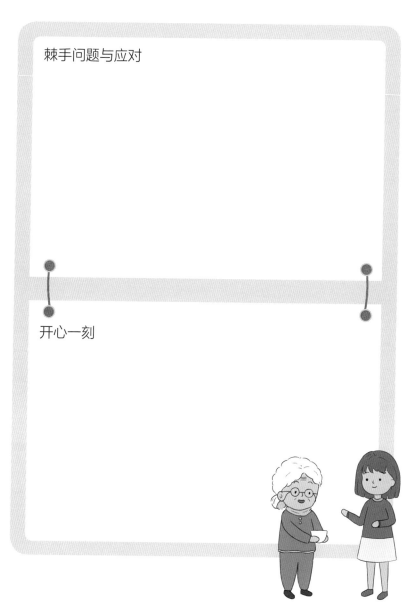

_____ 年 _____ 月 _____ 日　　　　　　星期 _____

⊘ 照护日记

起床时间		口腔清洁情况
早餐时间	午餐时间	晚餐时间

饮食情况

服药时间（1） 　　　　（2） 　　　　（3）

服药情况

排便时间（小便）
　　　　　（大便）

排便情况

活动情况

身体清洁情况

睡眠时间	睡眠情况

⊘ 照护日记

棘手问题与应对

开心一刻

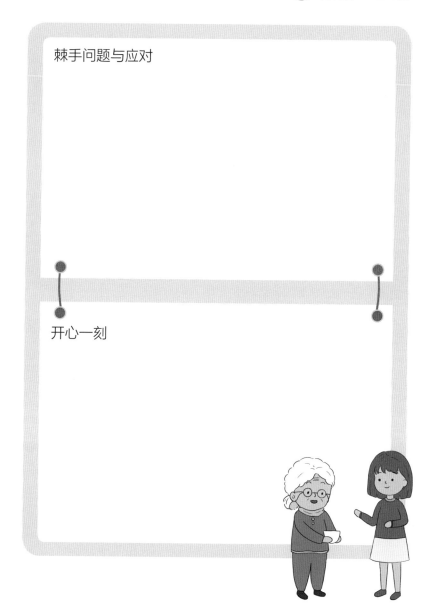

_____年___月___日 ～ _____年___月___日

⊘ 每周自我评估

自我感觉和心情

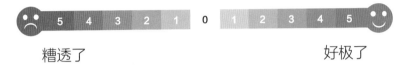

糟透了　　　　　　　　　　　　好极了

日常照护的效果

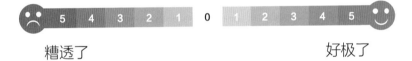

糟透了　　　　　　　　　　　　好极了

和亲人的关系

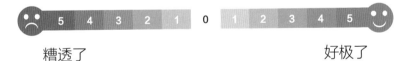

糟透了　　　　　　　　　　　　好极了

休息和放松

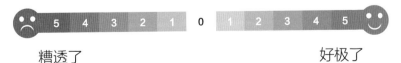

糟透了　　　　　　　　　　　　好极了

我的进步

_____年____月____日　　　　　　星期____

⊘ 照护日记

起床时间　　　　　　　口腔清洁情况

早餐时间　　　午餐时间　　　晚餐时间

饮食情况

服药时间（1）　　　（2）　　　（3）

服药情况

排便时间（小便）
　　　　　（大便）

排便情况

活动情况

身体清洁情况

睡眠时间　　　　　　　睡眠情况

⊘ 照护日记

棘手问题与应对

开心一刻

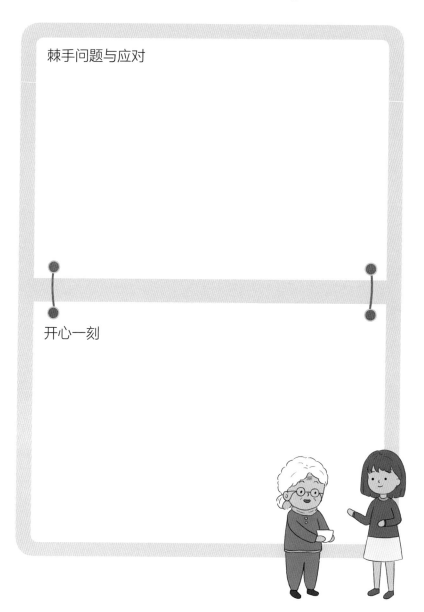

＿＿＿＿＿＿ 年 ＿＿＿ 月 ＿＿＿ 日　　　　　星期 ＿＿＿

⊘ 照护日记

起床时间　　　　　　　　　口腔清洁情况

早餐时间　　　　午餐时间　　　　晚餐时间

饮食情况

服药时间（1）　　　　（2）　　　　（3）

服药情况

排便时间（小便）
　　　　（大便）

排便情况

活动情况

身体清洁情况

睡眠时间　　　　　　　　　睡眠情况

⊘ 照护日记

棘手问题与应对

开心一刻

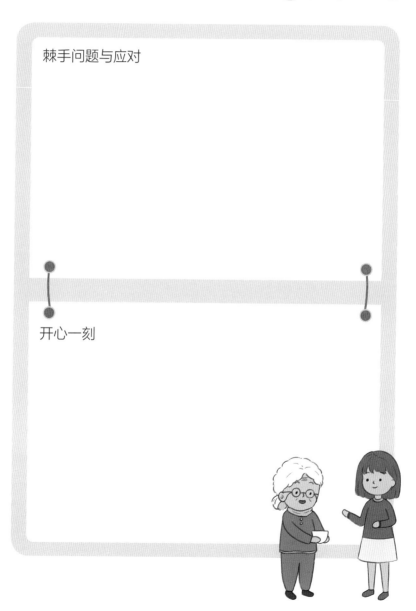

_____年 ____月 ____日   星期 ____

⊘ 照护日记

起床时间

口腔清洁情况

早餐时间

午餐时间

晚餐时间

饮食情况

服药时间（1）   （2）   （3）

服药情况

排便时间（小便）
        （大便）

排便情况

活动情况

身体清洁情况

睡眠时间

睡眠情况

⊘ 照护日记

棘手问题与应对

开心一刻

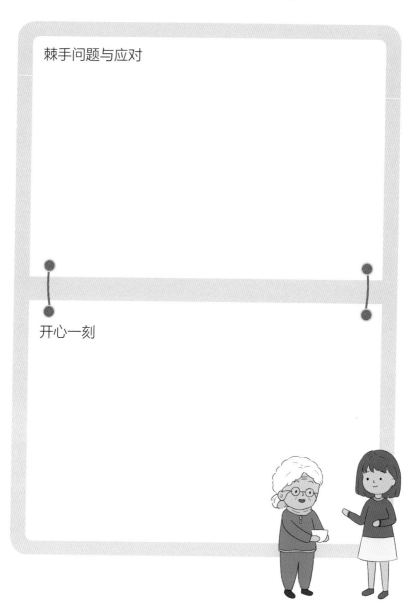

_____ 年 ____ 月 ____ 日　　　　　　星期 ____

⊘ 照护日记

起床时间　　　　　　　　口腔清洁情况

早餐时间　　　午餐时间　　　晚餐时间

饮食情况

服药时间（1）　　　（2）　　　（3）

服药情况

排便时间（小便）
　　　　　（大便）

排便情况

活动情况

身体清洁情况

睡眠时间　　　　　睡眠情况

⊘ 照护日记

棘手问题与应对

开心一刻

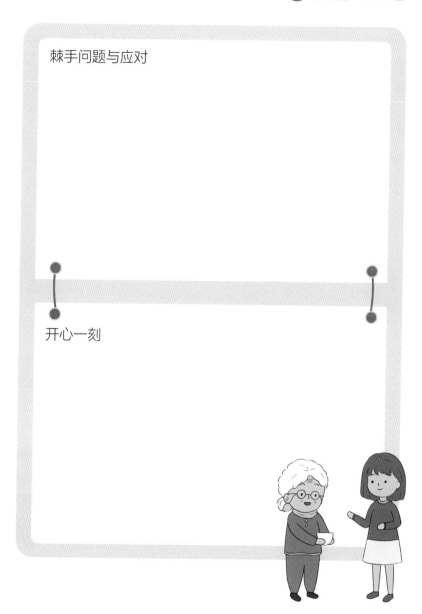

_____ 年 ____ 月 ____ 日　　　　　　　星期 ____

⊘ 照护日记

起床时间　　　　　　　口腔清洁情况

早餐时间　　　午餐时间　　　晚餐时间

饮食情况

服药时间（1）　　　　（2）　　　　（3）

服药情况

排便时间（小便）
　　　　　（大便）

排便情况

活动情况

身体清洁情况

睡眠时间　　　　　　　睡眠情况

⊘ 照护日记

棘手问题与应对

开心一刻

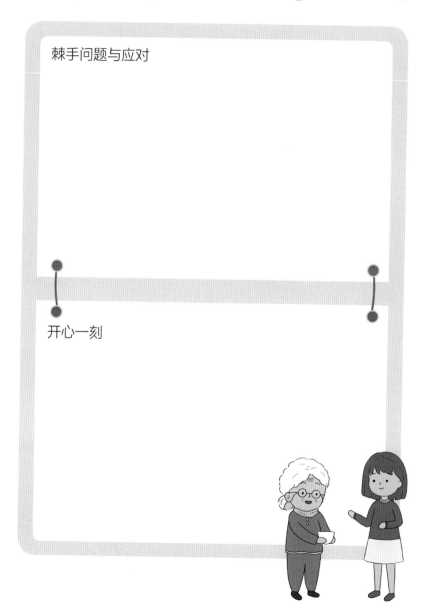

_____ 年 ____ 月 ____ 日　　　　　　星期 ____

⊘ 照护日记

| 起床时间 | 口腔清洁情况 |

| 早餐时间 | 午餐时间 | 晚餐时间 |

饮食情况

服药时间（1）　　　（2）　　　（3）

服药情况

排便时间（小便）
　　　　　（大便）

排便情况

活动情况

身体清洁情况

| 睡眠时间 | 睡眠情况 |

⊘ 照护日记

棘手问题与应对

开心一刻

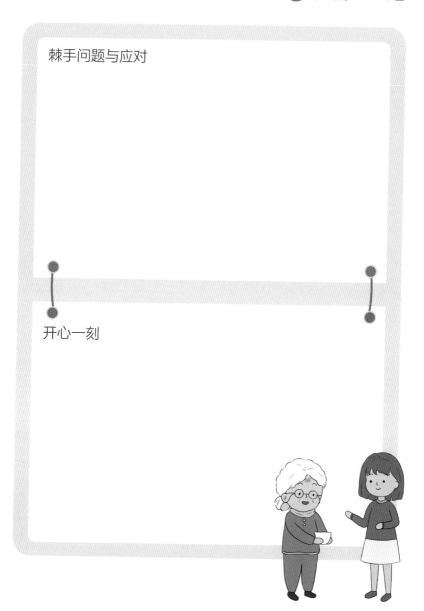

_____ 年 ____ 月 ____ 日　　　　　　星期 ____

⊘ 照护日记

起床时间	口腔清洁情况

早餐时间	午餐时间	晚餐时间

饮食情况

服药时间（1）　　　　　（2）　　　　（3）

服药情况

排便时间（小便）
　　　　（大便）

排便情况

活动情况

身体清洁情况

睡眠时间	睡眠情况

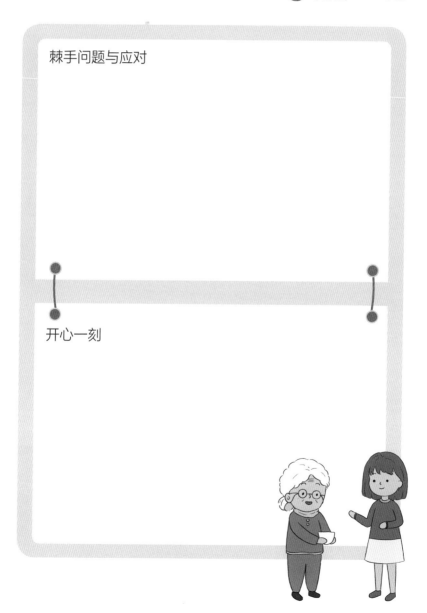

⊘ 照护日记

棘手问题与应对

开心一刻

_____年___月___日 ～ _____年___月___日

⊘ 每周自我评估

自我感觉和心情

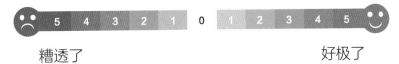

糟透了　　　　　　　　　　　　好极了

日常照护的效果

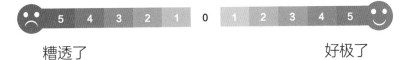

糟透了　　　　　　　　　　　　好极了

和亲人的关系

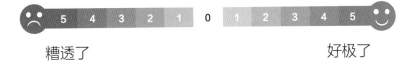

糟透了　　　　　　　　　　　　好极了

休息和放松

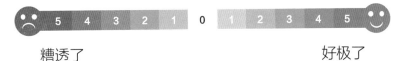

糟透了　　　　　　　　　　　　好极了

我的进步

_____年____月____日　　　星期____

⊘ 照护日记

起床时间　　　　　　　　　　口腔清洁情况

早餐时间　　　　午餐时间　　　　晚餐时间

饮食情况

服药时间（1）　　　　（2）　　　　（3）

服药情况

排便时间（小便）
　　　　（大便）

排便情况

活动情况

身体清洁情况

睡眠时间　　　　　　　　睡眠情况

⊘ 照护日记

棘手问题与应对

开心一刻

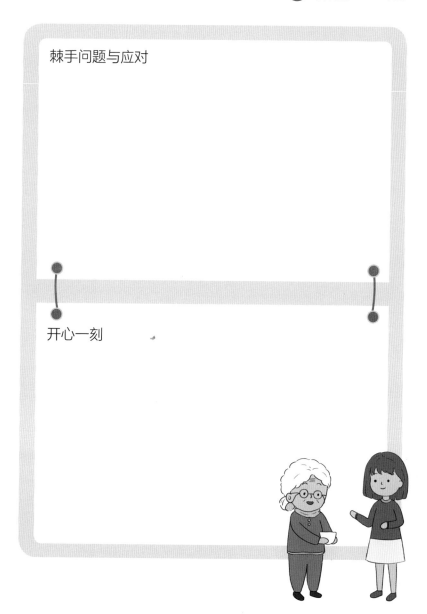

_____ 年 _____ 月 _____ 日　　　　　　星期 _____

⊘ 照护日记

起床时间		口腔清洁情况

早餐时间	午餐时间	晚餐时间

饮食情况

服药时间（1） 　　　（2） 　　　（3）

服药情况

排便时间（小便）
　　　　　（大便）

排便情况

活动情况

身体清洁情况

睡眠时间	睡眠情况

⊘ 照护日记

棘手问题与应对

开心一刻

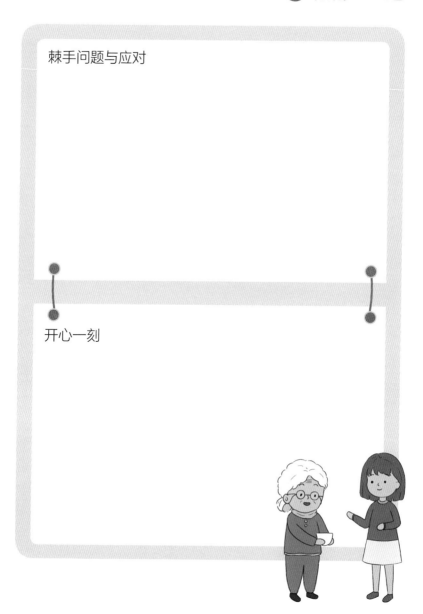

_____ 年 _____ 月 _____ 日　　　　　星期 _____

⊘ 照护日记

起床时间　　　　　　　　　口腔清洁情况

早餐时间　　　　午餐时间　　　　晚餐时间

饮食情况

服药时间（1）　　　　（2）　　　　（3）

服药情况

排便时间（小便）
　　　　　（大便）

排便情况

活动情况

身体清洁情况

睡眠时间　　　　　　　　睡眠情况

⊘ 照护日记

棘手问题与应对

开心一刻

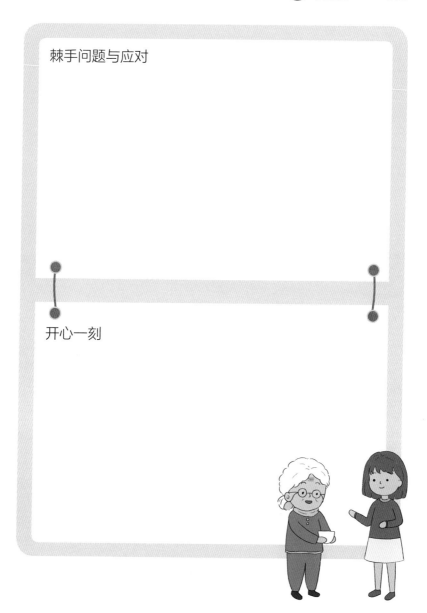

_____ 年 ____ 月 ____ 日 　　　　　　星期 ____

⊘ 照护日记

起床时间		口腔清洁情况

早餐时间	午餐时间	晚餐时间

饮食情况

服药时间（1）　　　　（2）　　　　（3）

服药情况

排便时间（小便）
　　　　　（大便）

排便情况

活动情况

身体清洁情况

睡眠时间	睡眠情况

⊘ 照护日记

棘手问题与应对

开心一刻

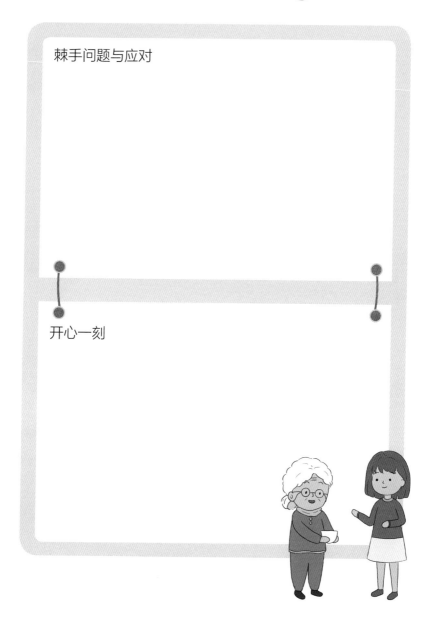

_____ 年 ____ 月 ____ 日 　　　　　　星期 ____

⊘ 照护日记

起床时间 　　　　　　　　　口腔清洁情况

早餐时间 　　　　　午餐时间 　　　　晚餐时间

饮食情况

服药时间（1） 　　　　　（2） 　　　　（3）

服药情况

排便时间（小便）
　　　　　（大便）

排便情况

活动情况

身体清洁情况

睡眠时间 　　　　　　　　　睡眠情况

⊘ 照护日记

棘手问题与应对

开心一刻

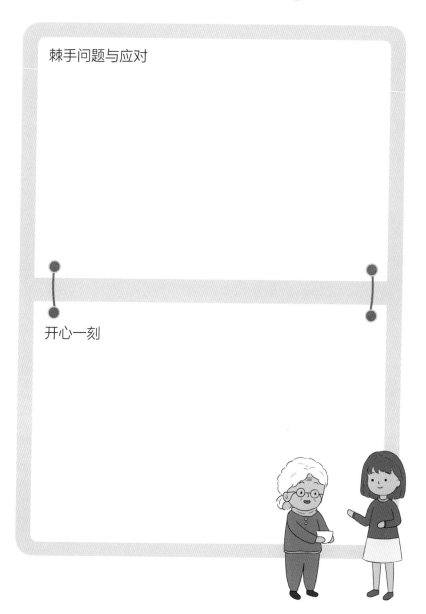

_____ 年 _____ 月 _____ 日　　　　　　　星期 _____

⊘ 照护日记

起床时间　　　　　　　　　　口腔清洁情况

早餐时间　　　　午餐时间　　　　晚餐时间

饮食情况

服药时间（1）　　　　（2）　　　　（3）

服药情况

排便时间（小便）
　　　　　（大便）

排便情况

活动情况

身体清洁情况

睡眠时间　　　　　　　　　　睡眠情况

⊘ 照护日记

棘手问题与应对

开心一刻

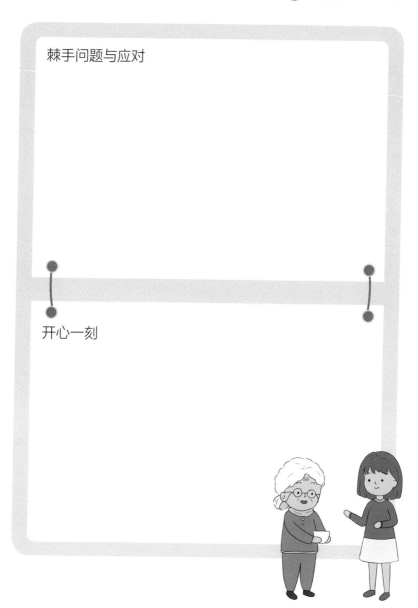

_____ 年 ____ 月 ____ 日 　　　　　　星期 ____

⊘ 照护日记

起床时间	口腔清洁情况

早餐时间	午餐时间	晚餐时间

饮食情况

服药时间（1） 　　　　（2） 　　　　（3）

服药情况

排便时间（小便）
　　　　　（大便）

排便情况

活动情况

身体清洁情况

睡眠时间	睡眠情况

⊘ 照护日记

棘手问题与应对

开心一刻

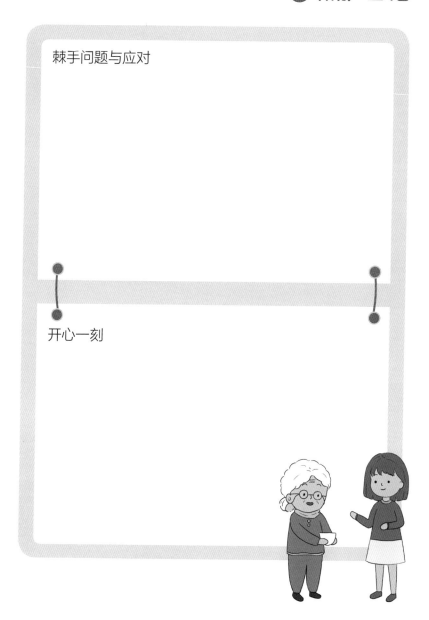

_____年___月___日 ~ _____年___月___日

✅ 每周自我评估

自我感觉和心情

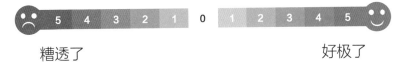

糟透了　　　　　　　　　　　　　　好极了

日常照护的效果

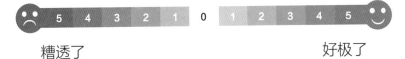

糟透了　　　　　　　　　　　　　　好极了

和亲人的关系

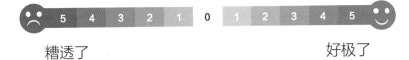

糟透了　　　　　　　　　　　　　　好极了

休息和放松

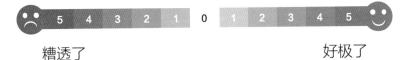

糟透了　　　　　　　　　　　　　　好极了

我的进步

_____ 年 _____ 月 _____ 日   星期 _____

⊘ 照护日记

起床时间   口腔清洁情况

早餐时间   午餐时间   晚餐时间

饮食情况

服药时间（1）   （2）   （3）

服药情况

排便时间（小便）
　　　　　（大便）

排便情况

活动情况

身体清洁情况

睡眠时间   睡眠情况

✅ 照护日记

棘手问题与应对

开心一刻

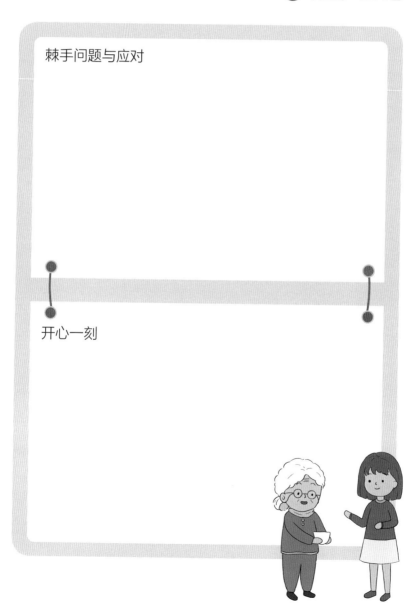

_____ 年 ____ 月 ____ 日　　　　　　星期 ____

⊘ 照护日记

起床时间	口腔清洁情况

早餐时间	午餐时间	晚餐时间

饮食情况

服药时间（1）　　　　（2）　　　　（3）

服药情况

排便时间（小便）
　　　　（大便）

排便情况

活动情况

身体清洁情况

睡眠时间	睡眠情况

⊘ 照护日记

棘手问题与应对

开心一刻

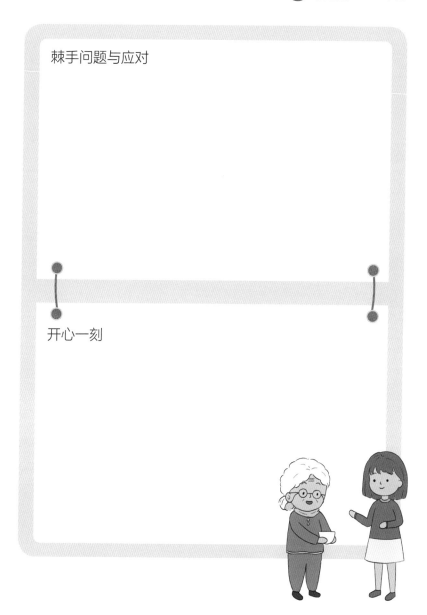

_____ 年 _____ 月 _____ 日　　　　　星期 _____

⊘ 照护日记

起床时间		口腔清洁情况	

早餐时间	午餐时间	晚餐时间

饮食情况

服药时间（1）　　　　（2）　　　　（3）

服药情况

排便时间（小便）
　　　　　（大便）

排便情况

活动情况

身体清洁情况

睡眠时间	睡眠情况

⊘ 照护日记

棘手问题与应对

开心一刻

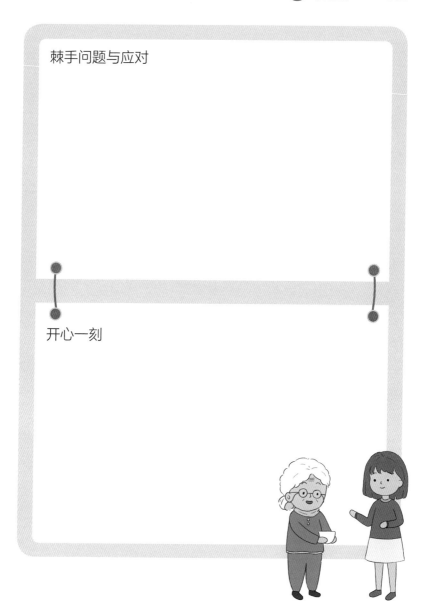

_____ 年 ____ 月 ____ 日　　　　　　星期 ____

⊘ 照护日记

起床时间　　　　　　　　　口腔清洁情况

早餐时间　　　　午餐时间　　　　晚餐时间

饮食情况

服药时间（1）　　　　（2）　　　　（3）

服药情况

排便时间（小便）
　　　　（大便）

排便情况

活动情况

身体清洁情况

睡眠时间　　　　　　　睡眠情况

⊘ 照护日记

棘手问题与应对

开心一刻

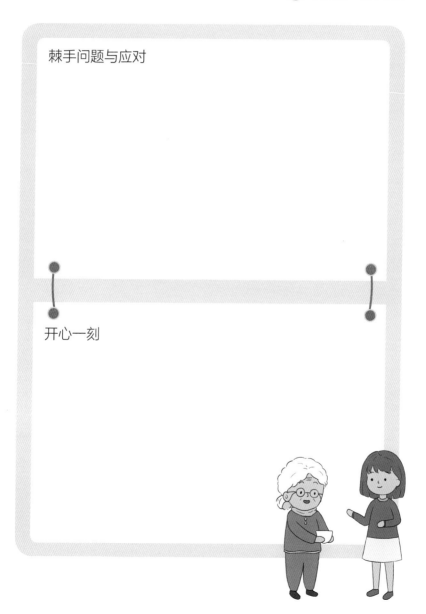

_____ 年 ____ 月 ____ 日   星期 ____

⊘ 照护日记

起床时间		口腔清洁情况

| 早餐时间 | 午餐时间 | 晚餐时间 |

饮食情况

服药时间（1）   （2）   （3）

服药情况

排便时间（小便）
　　　　（大便）

排便情况

活动情况

身体清洁情况

| 睡眠时间 | 睡眠情况 |

⊘ 照护日记

棘手问题与应对

开心一刻

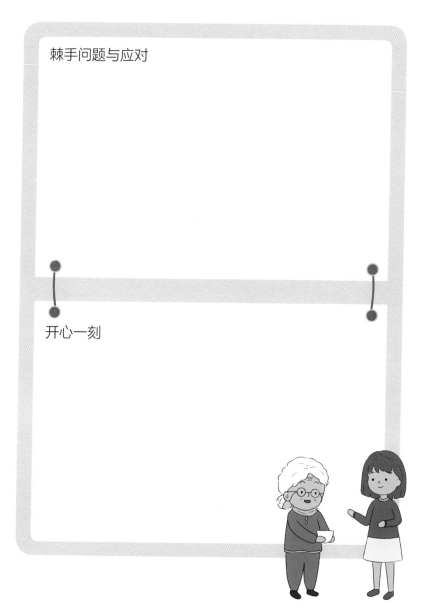

_____ 年 ____ 月 ____ 日　　　　　星期 ____

⊘ 照护日记

起床时间　　　　　　　　口腔清洁情况

早餐时间　　　午餐时间　　　晚餐时间

饮食情况

服药时间（1）　　　（2）　　　（3）

服药情况

排便时间（小便）
　　　　（大便）

排便情况

活动情况

身体清洁情况

睡眠时间　　　　　　睡眠情况

⊘ 照护日记

棘手问题与应对

开心一刻

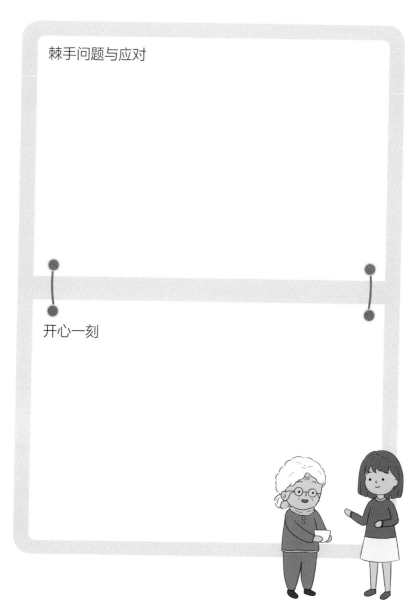

＿＿＿＿＿＿ 年 ＿＿＿ 月 ＿＿＿ 日　　　　　　　星期 ＿＿＿

⊘ 照护日记

| 起床时间 | | 口腔清洁情况 |
| 早餐时间 | 午餐时间 | 晚餐时间 |

饮食情况

服药时间（1）　　　　（2）　　　　（3）

服药情况

排便时间（小便）
　　　　（大便）

排便情况

活动情况

身体清洁情况

| 睡眠时间 | 睡眠情况 |

⊘ 照护日记

棘手问题与应对

开心一刻

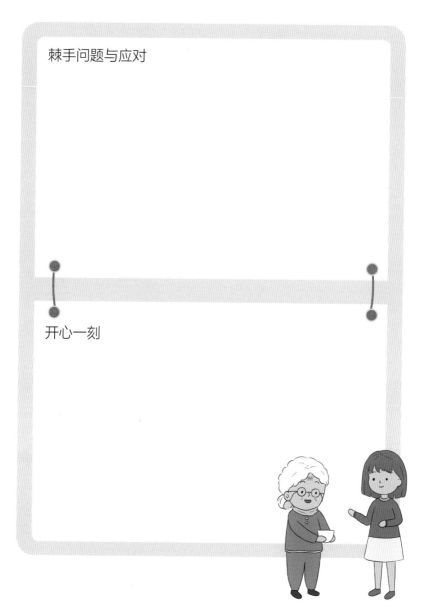

_____年 ___月 ___日 ～ _____年 ___月 ___日

⊘ 每周自我评估

自我感觉和心情

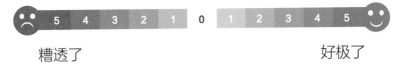

糟透了   好极了

日常照护的效果

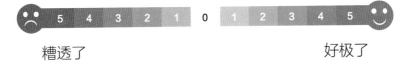

糟透了   好极了

和亲人的关系

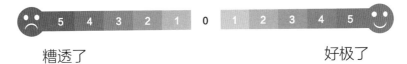

糟透了   好极了

休息和放松

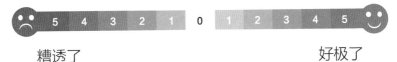

糟透了   好极了

我的进步

_____年 ____月 ____日   星期 ____

⊘ 照护日记

| 起床时间 | 口腔清洁情况 |

| 早餐时间 | 午餐时间 | 晚餐时间 |

饮食情况

服药时间（1）   （2）   （3）

服药情况

排便时间（小便）
　　　　（大便）

排便情况

活动情况

身体清洁情况

| 睡眠时间 | 睡眠情况 |

⊘ 照护日记

棘手问题与应对

开心一刻

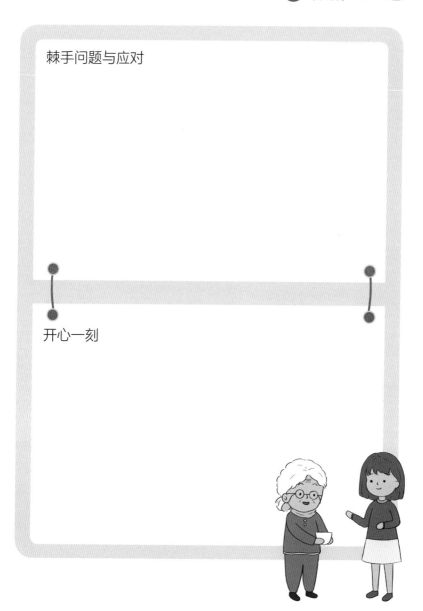

_____ 年 _____ 月 _____ 日　　　　　　星期 _____

⊘ 照护日记

起床时间	口腔清洁情况

早餐时间	午餐时间	晚餐时间

饮食情况

服药时间（1）　　　　（2）　　　　（3）

服药情况

排便时间（小便）
　　　　　（大便）

排便情况

活动情况

身体清洁情况

睡眠时间	睡眠情况

⊘ 照护日记

棘手问题与应对

开心一刻

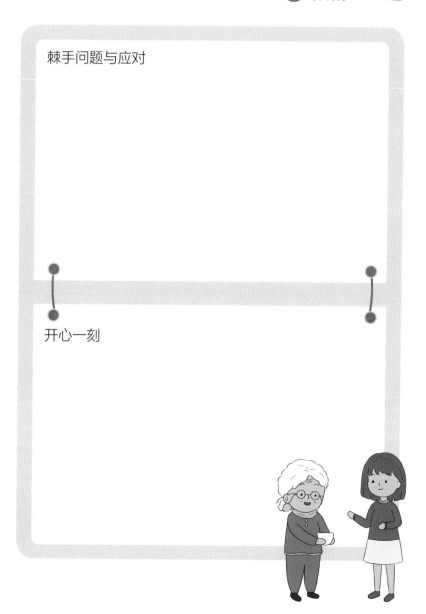

_____年____月____日　　　　星期____

⊘ 照护日记

起床时间

口腔清洁情况

早餐时间

午餐时间

晚餐时间

饮食情况

服药时间（1）　　　　（2）　　　　（3）

服药情况

排便时间（小便）
　　　　　（大便）

排便情况

活动情况

身体清洁情况

睡眠时间

睡眠情况

⊘ 照护日记

棘手问题与应对

开心一刻

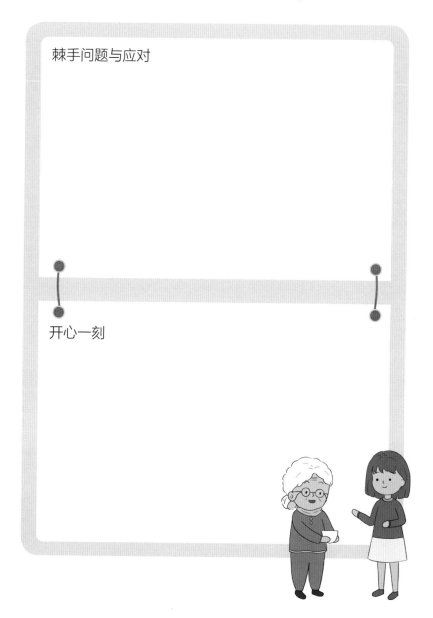

_____年___月___日 ～ _____年___月___日

⊘ 每周自我评估

自我感觉和心情

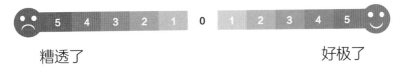

糟透了   好极了

日常照护的效果

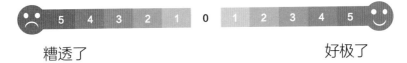

糟透了   好极了

和亲人的关系

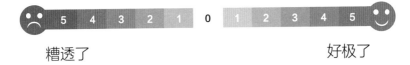

糟透了   好极了

休息和放松

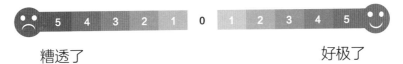

糟透了   好极了

我的进步

_____年 ____月

⊘ _____月重要事项

星期一	星期二	星期三	星期四	星期五	星期六	星期日

_____年____月____日　　　　　　星期____

⊘ 照护日记

起床时间　　　　　　　　　口腔清洁情况

早餐时间　　　午餐时间　　　晚餐时间

饮食情况

服药时间（1）　　　（2）　　　（3）

服药情况

排便时间（小便）
　　　　（大便）

排便情况

活动情况

身体清洁情况

睡眠时间　　　　　　　　睡眠情况

⊘ 照护日记

棘手问题与应对

开心一刻

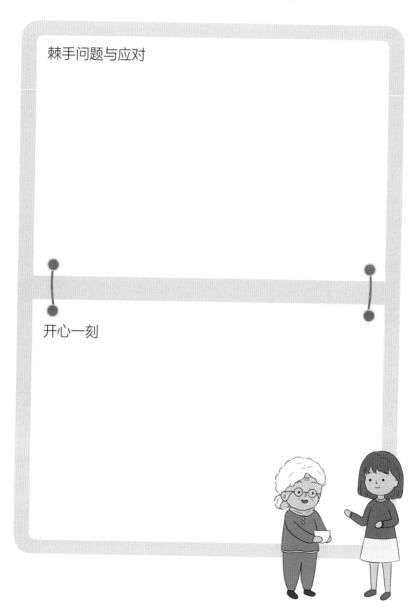

_____ 年 ____ 月 ____ 日　　　　　　　星期 ____

⊘ 照护日记

起床时间　　　　　　　　口腔清洁情况

早餐时间　　　午餐时间　　　晚餐时间

饮食情况

服药时间（1）　　　（2）　　　（3）

服药情况

排便时间（小便）
　　　　　（大便）

排便情况

活动情况

身体清洁情况

睡眠时间　　　　　　睡眠情况

✅ 照护日记

棘手问题与应对

开心一刻

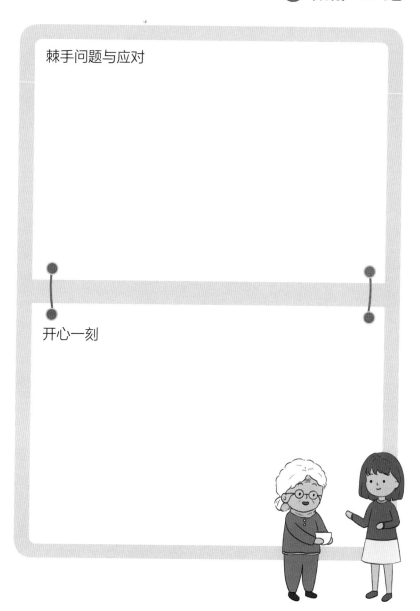

_____年_____月_____日　　　　　星期_____

⊘ 照护日记

起床时间　　　　　　　　　　口腔清洁情况

早餐时间　　　　午餐时间　　　　晚餐时间

饮食情况

服药时间（1）　　　　（2）　　　　（3）

服药情况

排便时间（小便）
　　　　　（大便）

排便情况

活动情况

身体清洁情况

睡眠时间　　　　　　　睡眠情况

⊘ 照护日记

棘手问题与应对

开心一刻

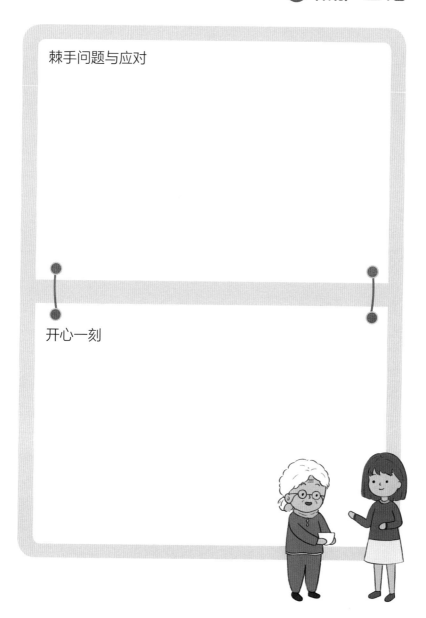

_____ 年 ____ 月 ____ 日　　　　　星期 ____

⊘ 照护日记

起床时间　　　　　　　　　口腔清洁情况

早餐时间　　　　午餐时间　　　　晚餐时间

饮食情况

服药时间（1）　　　（2）　　　（3）

服药情况

排便时间（小便）
　　　　　（大便）

排便情况

活动情况

身体清洁情况

睡眠时间　　　　　　　睡眠情况

⊘ 照护日记

棘手问题与应对

开心一刻

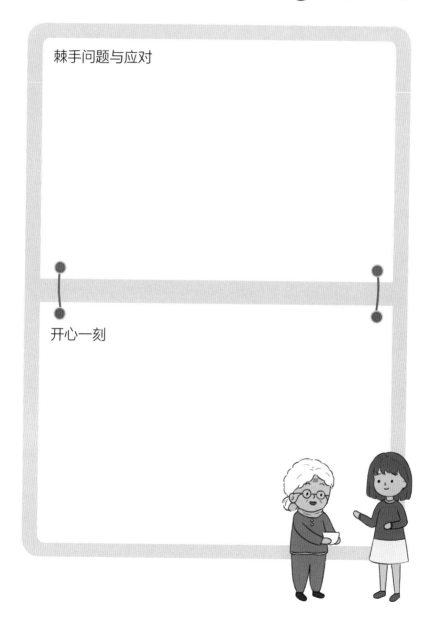

_____年____月____日   星期____

⊘ 照护日记

起床时间	口腔清洁情况

早餐时间	午餐时间	晚餐时间

饮食情况

服药时间（1）　　　（2）　　　（3）

服药情况

排便时间（小便）
　　　　　（大便）

排便情况

活动情况

身体清洁情况

睡眠时间	睡眠情况

⊘ 照护日记

棘手问题与应对

开心一刻

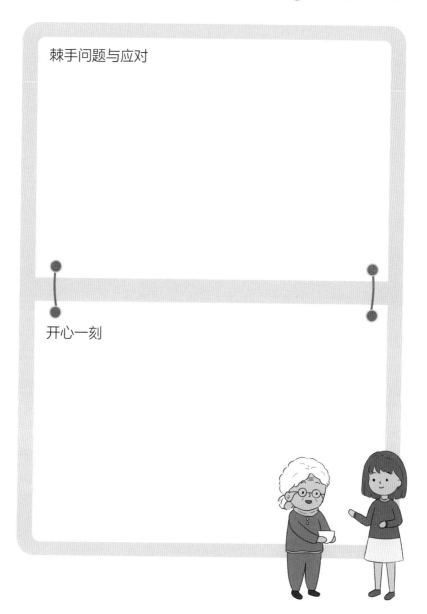

_____ 年 _____ 月 _____ 日　　　　星期 _____

⊘ 照护日记

起床时间		口腔清洁情况
早餐时间	午餐时间	晚餐时间
饮食情况		
服药时间（1）	（2）	（3）
服药情况		
排便时间（小便） 　　　　（大便）		
排便情况		
活动情况		
身体清洁情况		
睡眠时间		睡眠情况

⊘ 照护日记

棘手问题与应对

开心一刻

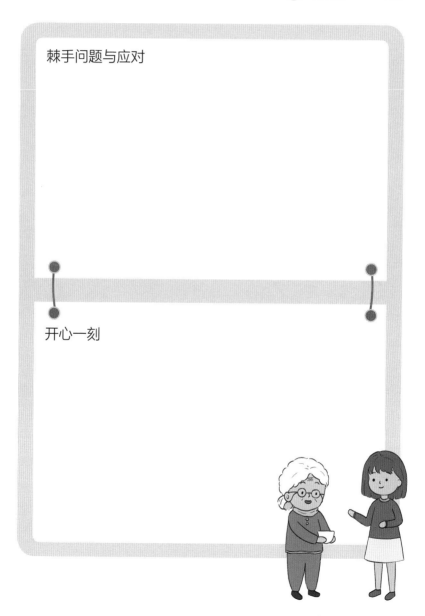

_____ 年 ____ 月 ____ 日　　　　　　星期 ____

⊘ 照护日记

| 起床时间 | 口腔清洁情况 |

| 早餐时间 | 午餐时间 | 晚餐时间 |

饮食情况

服药时间（1）　　　　（2）　　　　（3）

服药情况

排便时间（小便）
　　　　　（大便）

排便情况

活动情况

身体清洁情况

| 睡眠时间 | 睡眠情况 |

⊘ 照护日记

棘手问题与应对

开心一刻

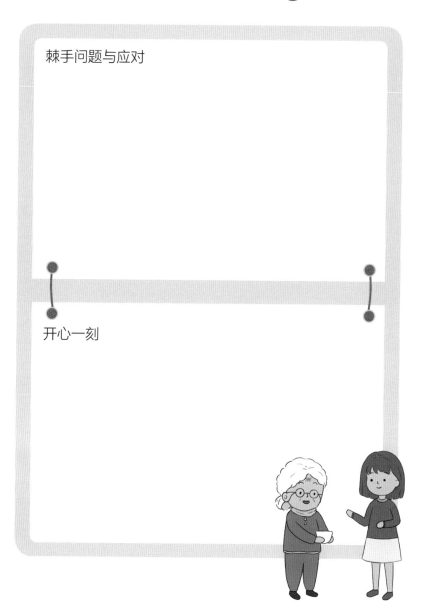

_____年___月___日 ～ _____年___月___日

⊘ 每周自我评估

自我感觉和心情

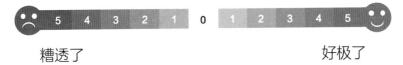

糟透了　　　　　　　　　　　　　　　　　　好极了

日常照护的效果

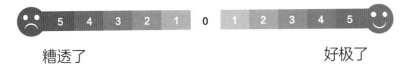

糟透了　　　　　　　　　　　　　　　　　　好极了

和亲人的关系

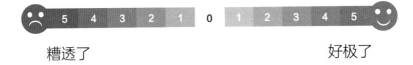

糟透了　　　　　　　　　　　　　　　　　　好极了

休息和放松

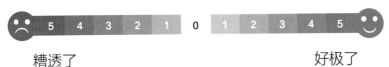

糟透了　　　　　　　　　　　　　　　　　　好极了

我的进步

_____ 年 _____ 月 _____ 日　　　　　　星期 _____

⊘ 照护日记

起床时间	口腔清洁情况

早餐时间	午餐时间	晚餐时间

饮食情况

服药时间（1）　　　（2）　　　（3）

服药情况

排便时间（小便）
　　　　（大便）

排便情况

活动情况

身体清洁情况

睡眠时间	睡眠情况

⊘ 照护日记

棘手问题与应对

开心一刻

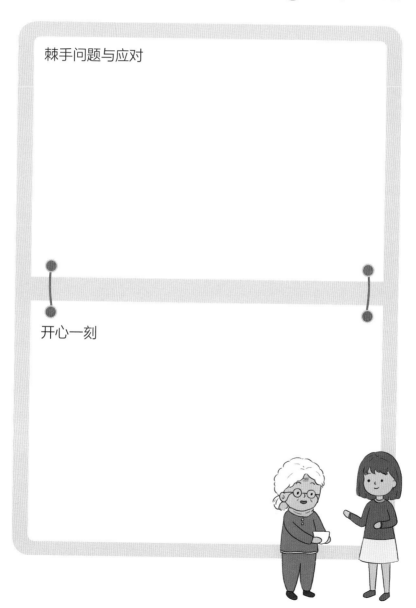

_____ 年 ____ 月 ____ 日　　　　　　星期 ____

⊘ 照护日记

起床时间		口腔清洁情况
早餐时间	午餐时间	晚餐时间

饮食情况

服药时间（1）　　　　　　（2）　　　　　　（3）

服药情况

排便时间（小便）
　　　　　（大便）

排便情况

活动情况

身体清洁情况

睡眠时间	睡眠情况

⊘ 照护日记

棘手问题与应对

开心一刻

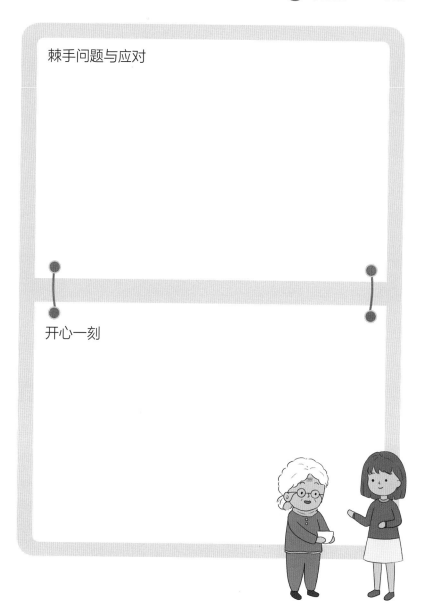

_____ 年 ____ 月 ____ 日　　　　　　星期 ____

⊘ 照护日记

起床时间	口腔清洁情况

早餐时间	午餐时间	晚餐时间

饮食情况

服药时间（1）　　　　（2）　　　　（3）

服药情况

排便时间（小便）
　　　　（大便）

排便情况

活动情况

身体清洁情况

睡眠时间	睡眠情况

⊘ 照护日记

棘手问题与应对

开心一刻

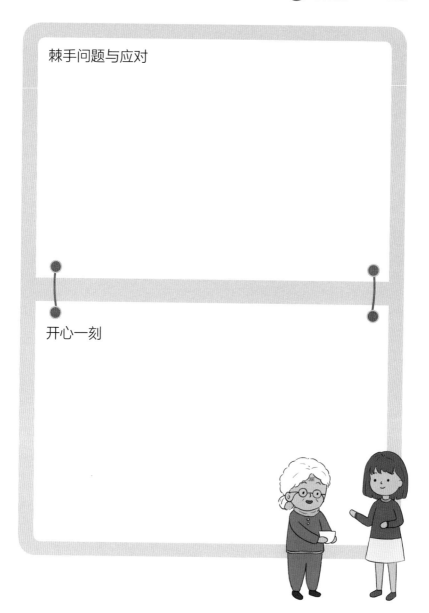

_____年____月____日   星期____

⊘ 照护日记

| 起床时间 | 口腔清洁情况 |

| 早餐时间 | 午餐时间 | 晚餐时间 |

饮食情况

服药时间（1）   （2）   （3）

服药情况

排便时间（小便）
　　　　（大便）

排便情况

活动情况

身体清洁情况

| 睡眠时间 | 睡眠情况 |

⊘ 照护日记

棘手问题与应对

开心一刻

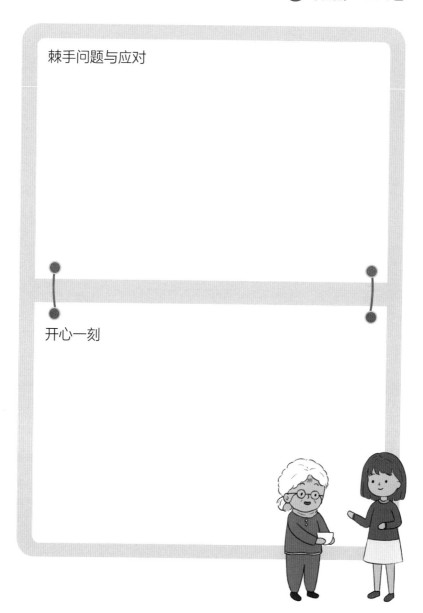

_____ 年 ____ 月 ____ 日　　　　　　星期 ____

⊘ 照护日记

| 起床时间 | 口腔清洁情况 |

起床时间　　　　　　　　　口腔清洁情况

早餐时间　　　午餐时间　　　晚餐时间

饮食情况

服药时间（1）　　　（2）　　　（3）

服药情况

排便时间（小便）
　　　　　（大便）

排便情况

活动情况

身体清洁情况

睡眠时间　　　　　睡眠情况

⊘ 照护日记

棘手问题与应对

开心一刻

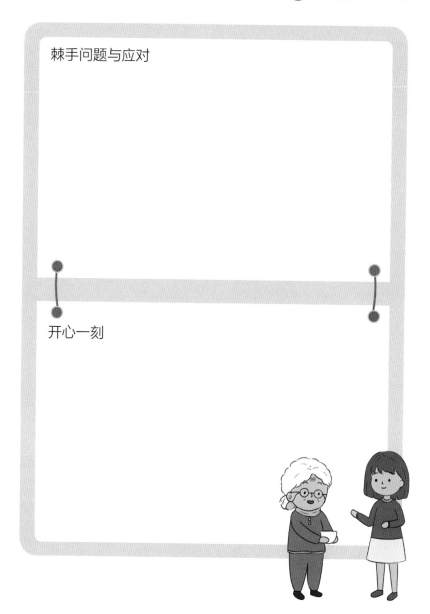

_____ 年 ____ 月 ____ 日　　　　　　　星期 ____

⊘ 照护日记

起床时间	口腔清洁情况

早餐时间	午餐时间	晚餐时间

饮食情况

服药时间（1）　　　　（2）　　　　（3）

服药情况

排便时间（小便）
　　　　　（大便）

排便情况

活动情况

身体清洁情况

睡眠时间	睡眠情况

⊘ 照护日记

棘手问题与应对

开心一刻

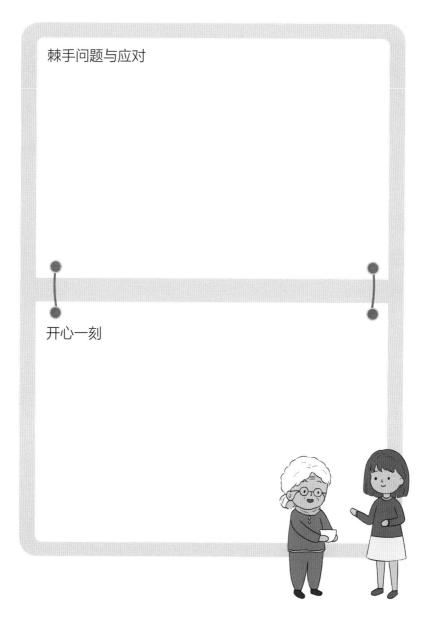

_____年 ____月 ____日　　　　星期 ____

⊘ 照护日记

起床时间		口腔清洁情况
早餐时间	午餐时间	晚餐时间

饮食情况

服药时间（1）　　　（2）　　　（3）

服药情况

排便时间（小便）
　　　　（大便）

排便情况

活动情况

身体清洁情况

睡眠时间	睡眠情况

⊘ 照护日记

棘手问题与应对

开心一刻

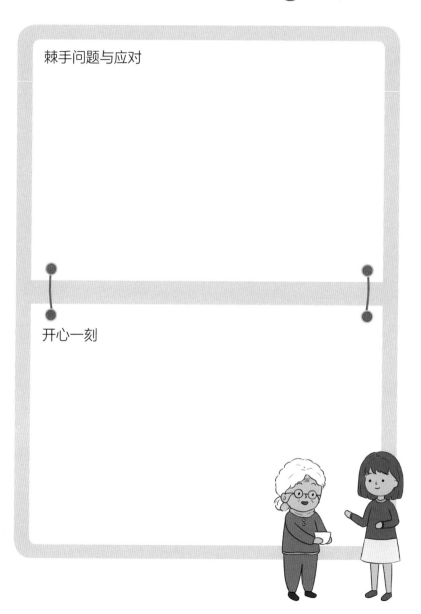

_____年____月____日 ~ _____年____月____日

⊘ 每周自我评估

自我感觉和心情

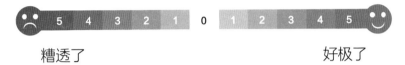

糟透了　　　　　　　　　　　　　　　好极了

日常照护的效果

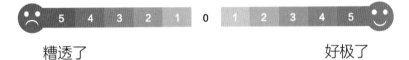

糟透了　　　　　　　　　　　　　　　好极了

和亲人的关系

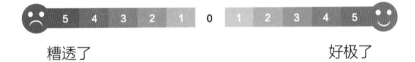

糟透了　　　　　　　　　　　　　　　好极了

休息和放松

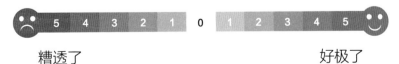

糟透了　　　　　　　　　　　　　　　好极了

我的进步

_____ 年 ____ 月 ____ 日　　　　　　星期 ____

⊘ 照护日记

起床时间	口腔清洁情况

早餐时间	午餐时间	晚餐时间

饮食情况

服药时间（1）　　　　（2）　　　　（3）

服药情况

排便时间（小便）
　　　　　（大便）

排便情况

活动情况

身体清洁情况

睡眠时间	睡眠情况

⊘ 照护日记

棘手问题与应对

开心一刻

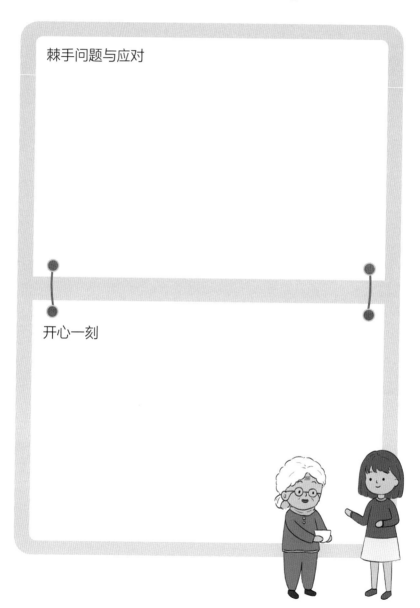

_____年____月____日   星期____

⊘ 照护日记

| 起床时间 | 口腔清洁情况 |

| 早餐时间 | 午餐时间 | 晚餐时间 |

饮食情况

服药时间（1）   （2）   （3）

服药情况

排便时间（小便）
　　　　（大便）

排便情况

活动情况

身体清洁情况

| 睡眠时间 | 睡眠情况 |

⊘ 照护日记

棘手问题与应对

开心一刻

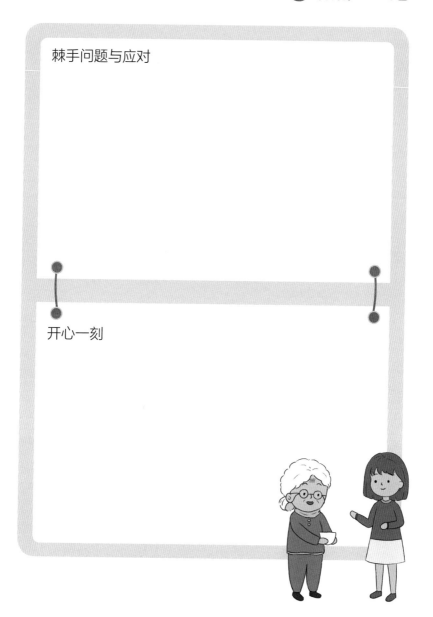

_____ 年 ____ 月 ____ 日　　　　　　星期 ____

⊘ 照护日记

起床时间	口腔清洁情况

早餐时间	午餐时间	晚餐时间

饮食情况

服药时间（1）	（2）	（3）

服药情况

排便时间（小便）
　　　　　（大便）

排便情况

活动情况

身体清洁情况

睡眠时间	睡眠情况

⊘ 照护日记

棘手问题与应对

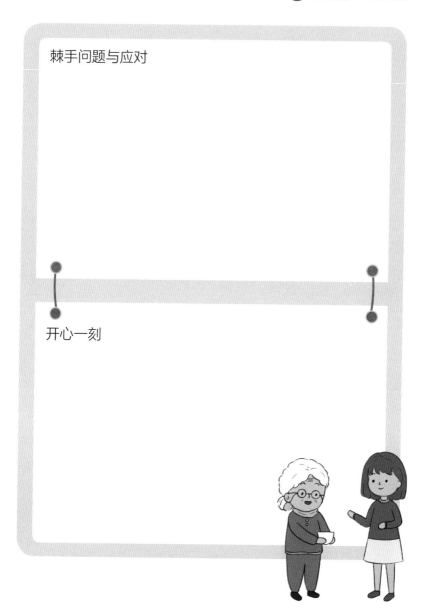

开心一刻

_____年____月____日 　　　　　　星期____

⊘ 照护日记

| 起床时间 | 口腔清洁情况 |

| 早餐时间 | 午餐时间 | 晚餐时间 |

饮食情况

服药时间（1） 　　　　（2） 　　　　（3）

服药情况

排便时间（小便）
　　　　　（大便）

排便情况

活动情况

身体清洁情况

| 睡眠时间 | 睡眠情况 |

⊘ 照护日记

棘手问题与应对

开心一刻

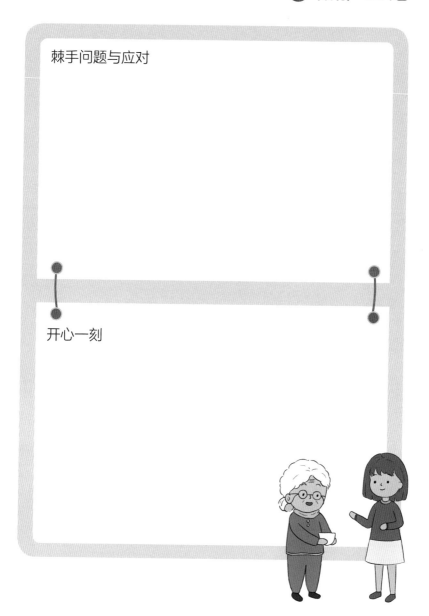

_____ 年 ____ 月 ____ 日   星期 ____

⊘ 照护日记

起床时间	口腔清洁情况

早餐时间	午餐时间	晚餐时间

饮食情况

服药时间（1）   （2）   （3）

服药情况

排便时间（小便）
　　　　（大便）

排便情况

活动情况

身体清洁情况

睡眠时间	睡眠情况

⊘ 照护日记

棘手问题与应对

开心一刻

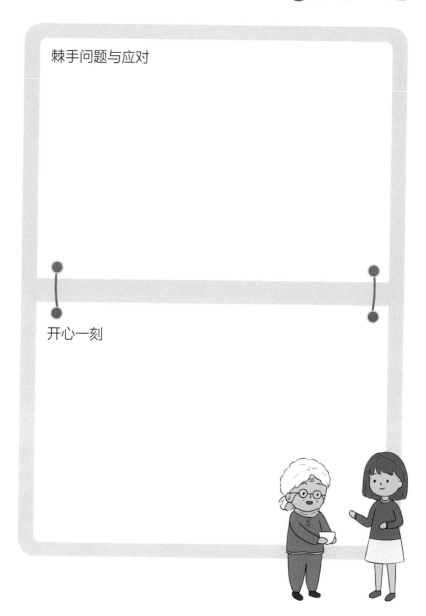

_____ 年 ____ 月 ____ 日　　　　　星期 ____

⊘ 照护日记

起床时间	口腔清洁情况

早餐时间	午餐时间	晚餐时间

饮食情况

服药时间（1）　　　（2）　　　（3）

服药情况

排便时间（小便）
　　　　　（大便）

排便情况

活动情况

身体清洁情况

睡眠时间	睡眠情况

⊘ 照护日记

棘手问题与应对

开心一刻

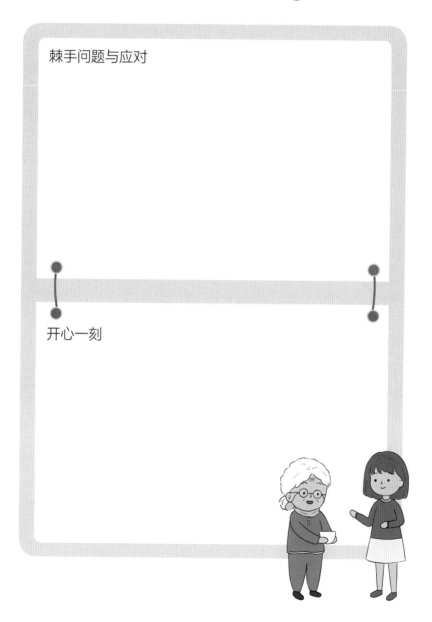

_____年____月____日　　　　　　星期____

⊘ 照护日记

起床时间　　　　　　　　　口腔清洁情况

早餐时间　　　　午餐时间　　　　晚餐时间

饮食情况

服药时间（1）　　　（2）　　　（3）

服药情况

排便时间（小便）
　　　　（大便）

排便情况

活动情况

身体清洁情况

睡眠时间　　　　　　　　　睡眠情况

⊘ 照护日记

棘手问题与应对

开心一刻

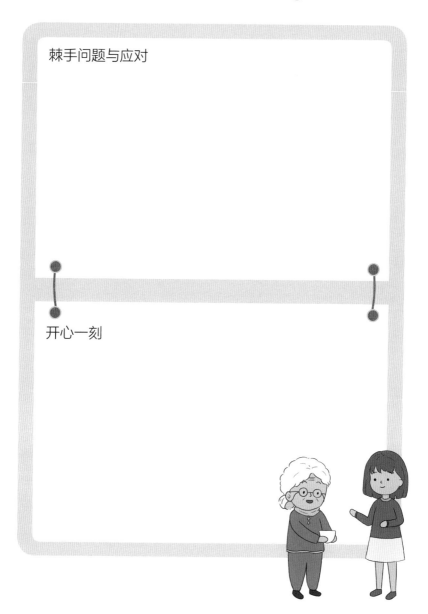

_____年___月___日 ～ _____年___月___日

☑ 每周自我评估

自我感觉和心情

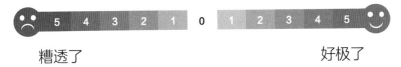

糟透了　　　　　　　　　　　　　　　好极了

日常照护的效果

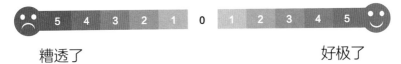

糟透了　　　　　　　　　　　　　　　好极了

和亲人的关系

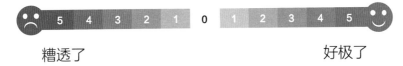

糟透了　　　　　　　　　　　　　　　好极了

休息和放松

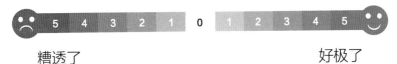

糟透了　　　　　　　　　　　　　　　好极了

我的进步

_____ 年 ____ 月 ____ 日　　　　　　　星期 ____

⊘ 照护日记

起床时间　　　　　　　　　口腔清洁情况

早餐时间　　　　午餐时间　　　　晚餐时间

饮食情况

服药时间（1）　　　　　（2）　　　　　（3）

服药情况

排便时间（小便）
　　　　　（大便）

排便情况

活动情况

身体清洁情况

睡眠时间　　　　　　　　　睡眠情况

⊘ 照护日记

棘手问题与应对

开心一刻

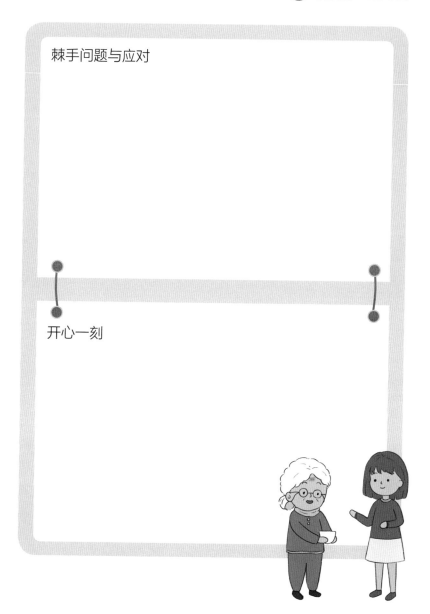

_____ 年 ____ 月 ____ 日　　　　　　星期 ____

⊘ 照护日记

起床时间		口腔清洁情况
早餐时间	午餐时间	晚餐时间

饮食情况

服药时间（1）　　　　（2）　　　　（3）

服药情况

排便时间（小便）
　　　　　（大便）

排便情况

活动情况

身体清洁情况

睡眠时间	睡眠情况

⊘ 照护日记

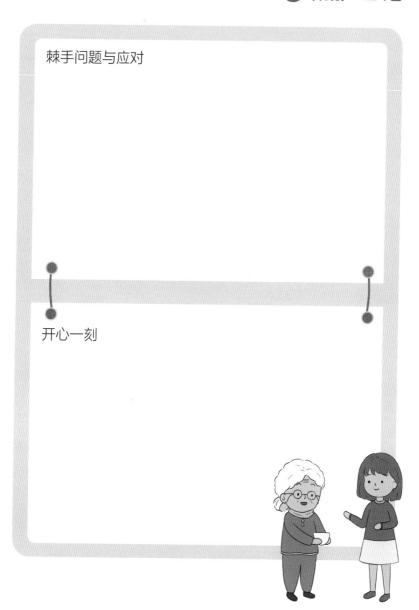

棘手问题与应对

开心一刻

_____ 年 _____ 月 _____ 日　　　　　星期 _____

⊘ 照护日记

起床时间	口腔清洁情况

早餐时间	午餐时间	晚餐时间

饮食情况

服药时间（1）　　　　（2）　　　　（3）

服药情况

排便时间（小便）
　　　　（大便）

排便情况

活动情况

身体清洁情况

睡眠时间	睡眠情况

⊘ 照护日记

棘手问题与应对

开心一刻

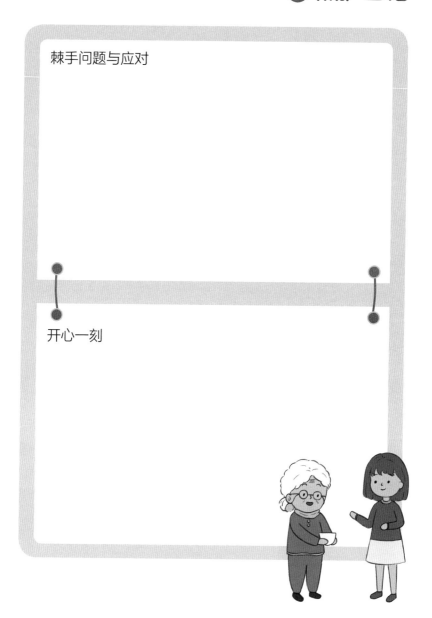

_____ 年 ____ 月 ____ 日   星期 ____

⊘ 照护日记

| 起床时间 | 口腔清洁情况 |

| 早餐时间 | 午餐时间 | 晚餐时间 |

饮食情况

服药时间（1）   （2）   （3）

服药情况

排便时间（小便）
　　　　（大便）

排便情况

活动情况

身体清洁情况

| 睡眠时间 | 睡眠情况 |

⊘ 照护日记

棘手问题与应对

开心一刻

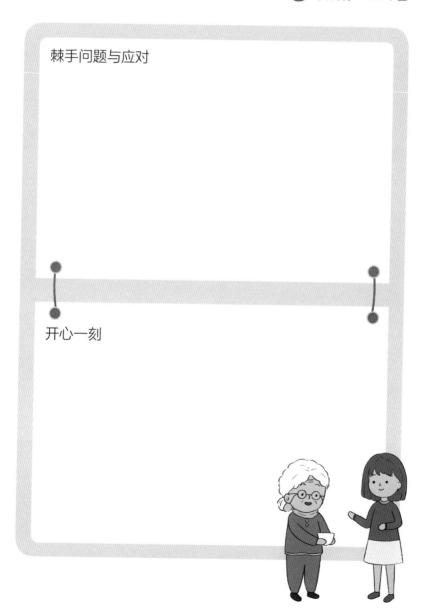

_____年____月____日　　　　　　　　星期____

⊘ 照护日记

起床时间　　　　　　　　　　　口腔清洁情况

早餐时间　　　　午餐时间　　　　晚餐时间

饮食情况

服药时间（1）　　　　（2）　　　　（3）

服药情况

排便时间（小便）
　　　　（大便）

排便情况

活动情况

身体清洁情况

睡眠时间　　　　　　　　　　　睡眠情况

⊘ 照护日记

棘手问题与应对

开心一刻

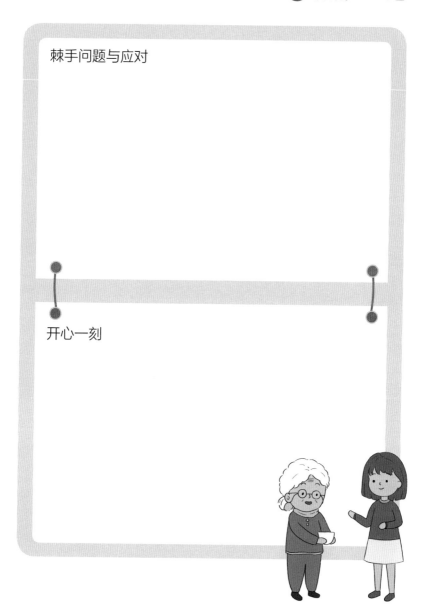

_____ 年 _____ 月 _____ 日 　　　　　　星期 _____

⊘ 照护日记

| 起床时间 | | 口腔清洁情况 |

| 早餐时间 | 午餐时间 | 晚餐时间 |

饮食情况

服药时间（1） 　　　（2） 　　　（3）

服药情况

排便时间（小便）
　　　　　（大便）

排便情况

活动情况

身体清洁情况

| 睡眠时间 | 睡眠情况 |

⊘ 照护日记

棘手问题与应对

开心一刻

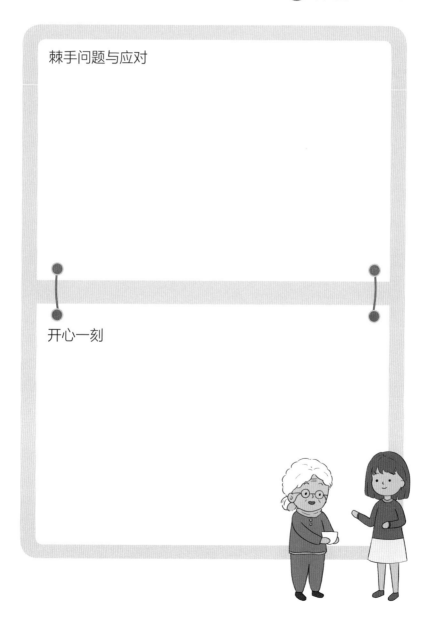

_____ 年 ____ 月 ____ 日　　　　　　　星期 ____

⊘ 照护日记

起床时间		口腔清洁情况	
早餐时间	午餐时间		晚餐时间

饮食情况

服药时间（1）　　　　　（2）　　　　　（3）

服药情况

排便时间（小便）
　　　　（大便）

排便情况

活动情况

身体清洁情况

睡眠时间	睡眠情况

⊘ 照护日记

棘手问题与应对

开心一刻

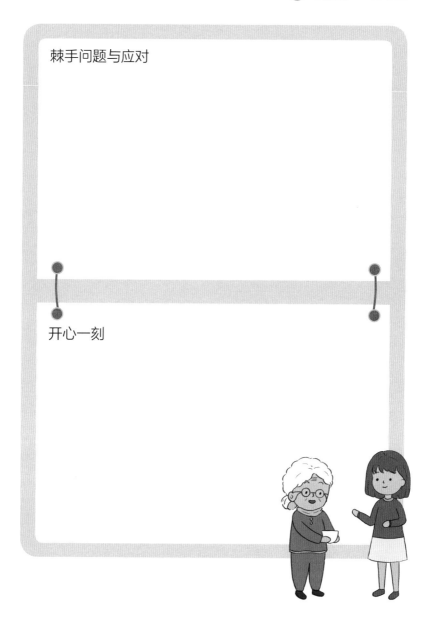

_____年 ___月 ___日 ～ _____年 ___月 ___日

⊘ 每周自我评估

自我感觉和心情

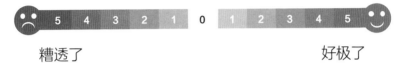

糟透了　　　　　　　　　　　　好极了

日常照护的效果

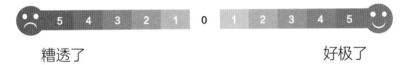

糟透了　　　　　　　　　　　　好极了

和亲人的关系

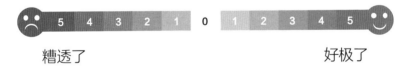

糟透了　　　　　　　　　　　　好极了

休息和放松

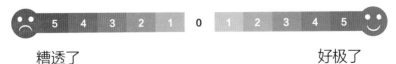

糟透了　　　　　　　　　　　　好极了

我的进步

_____ 年 ____ 月 ____ 日　　　　　星期 ____

⊘ 照护日记

起床时间	口腔清洁情况

早餐时间	午餐时间	晚餐时间

饮食情况

服药时间（1）　　　　（2）　　　　（3）

服药情况

排便时间（小便）
　　　　　（大便）

排便情况

活动情况

身体清洁情况

睡眠时间	睡眠情况

⊘ 照护日记

棘手问题与应对

开心一刻

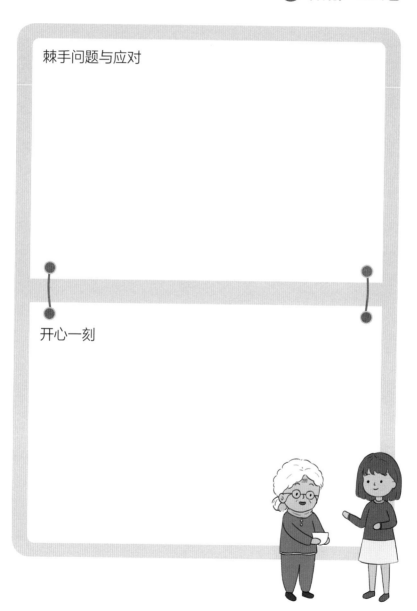

＿＿＿＿＿ 年 ＿＿＿ 月 ＿＿＿ 日　　　　星期 ＿＿＿

⊘ 照护日记

| 起床时间 | 口腔清洁情况 |

| 早餐时间 | 午餐时间 | 晚餐时间 |

饮食情况

服药时间（1）　　　　　（2）　　　　　（3）

服药情况

排便时间（小便）
　　　　（大便）

排便情况

活动情况

身体清洁情况

| 睡眠时间 | 睡眠情况 |

⊘ 照护日记

棘手问题与应对

开心一刻

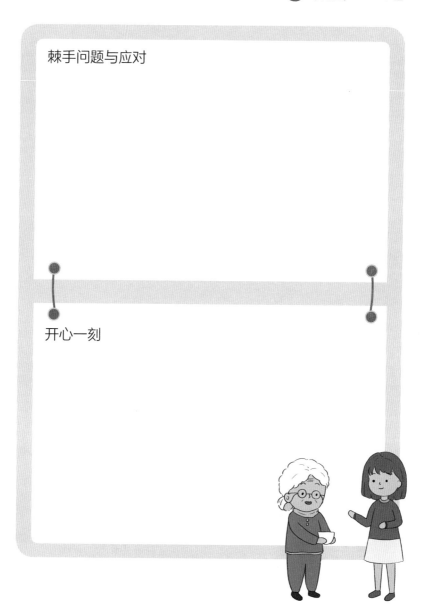

_____年 ____月 ____日　　　　　　星期 ____

⊘ 照护日记

起床时间	口腔清洁情况

早餐时间	午餐时间	晚餐时间

饮食情况

服药时间（1）　　　　（2）　　　　（3）

服药情况

排便时间（小便）
　　　　（大便）

排便情况

活动情况

身体清洁情况

睡眠时间	睡眠情况

⊘ 照护日记

棘手问题与应对

开心一刻

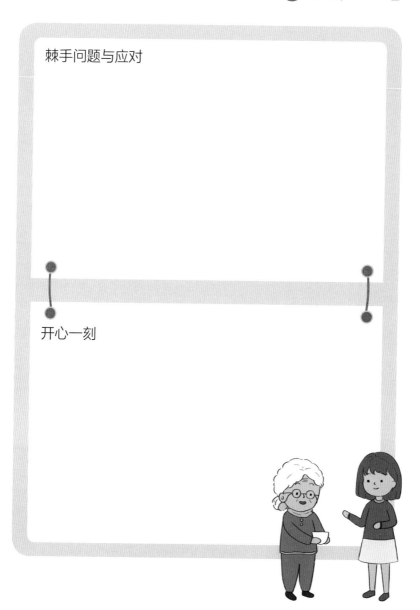

_____年___月___日 ~ _____年___月___日

⊘ 每周自我评估

自我感觉和心情

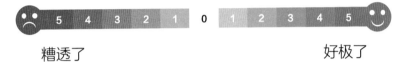

糟透了　　　　　　　　　　　　　　好极了

日常照护的效果

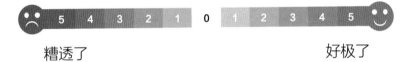

糟透了　　　　　　　　　　　　　　好极了

和亲人的关系

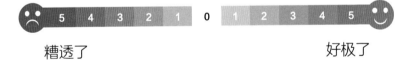

糟透了　　　　　　　　　　　　　　好极了

休息和放松

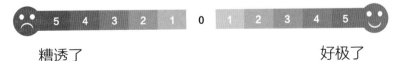

糟透了　　　　　　　　　　　　　　好极了

我的进步

_____年 ____月

⊘ _____月重要事项

星期一	星期二	星期三	星期四	星期五	星期六	星期日

_____年____月____日　　　　　　星期____

⊘ 照护日记

起床时间		口腔清洁情况
早餐时间	午餐时间	晚餐时间

饮食情况

服药时间（1）　　　　（2）　　　　（3）

服药情况

排便时间（小便）
　　　　（大便）

排便情况

活动情况

身体清洁情况

睡眠时间	睡眠情况

⊘ 照护日记

棘手问题与应对

开心一刻

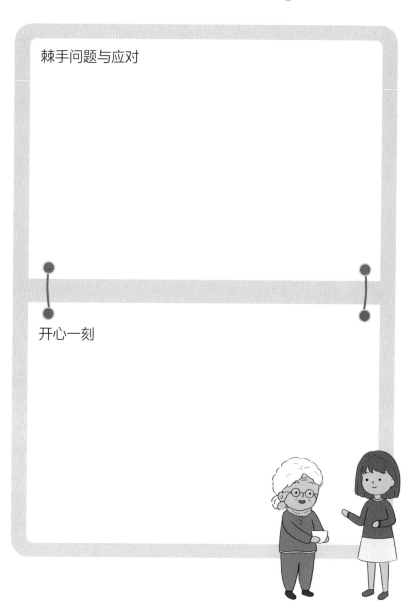

_____年 ____月 ____日　　　　　　　星期 ____

⊘ 照护日记

| 起床时间 | | 口腔清洁情况 |

| 早餐时间 | 午餐时间 | 晚餐时间 |

饮食情况

服药时间（1）　　　　（2）　　　　（3）

服药情况

排便时间（小便）
　　　　　（大便）

排便情况

活动情况

身体清洁情况

| 睡眠时间 | 睡眠情况 |

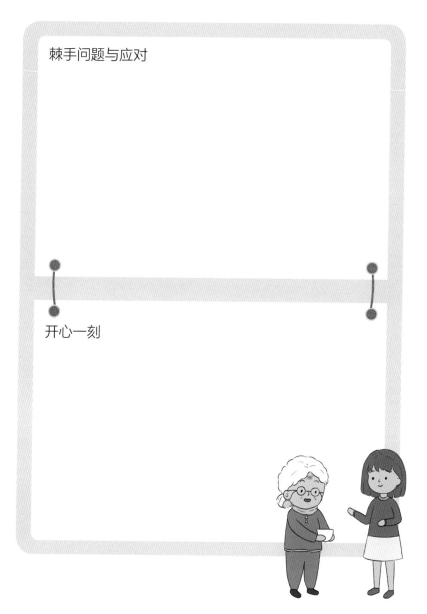

⊘ 照护日记

棘手问题与应对

开心一刻

_____年 ____月 ____日   星期 ____

⊘ 照护日记

起床时间   口腔清洁情况

早餐时间   午餐时间   晚餐时间

饮食情况

服药时间（1）   （2）   （3）

服药情况

排便时间（小便）
        （大便）

排便情况

活动情况

身体清洁情况

睡眠时间   睡眠情况

✓ 照护日记

棘手问题与应对

开心一刻

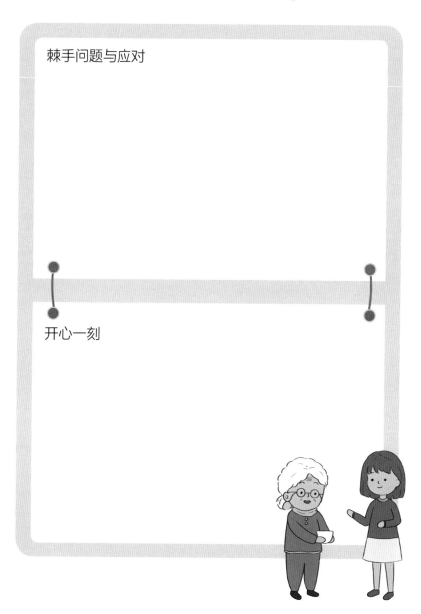

_____ 年 ____ 月 ____ 日　　　　　　星期 ____

⊘ 照护日记

起床时间　　　　　　　　口腔清洁情况

早餐时间　　　　午餐时间　　　　晚餐时间

饮食情况

服药时间（1）　　　　（2）　　　　（3）

服药情况

排便时间（小便）
　　　　　（大便）

排便情况

活动情况

身体清洁情况

睡眠时间　　　　　　　睡眠情况

⊘ 照护日记

棘手问题与应对

开心一刻

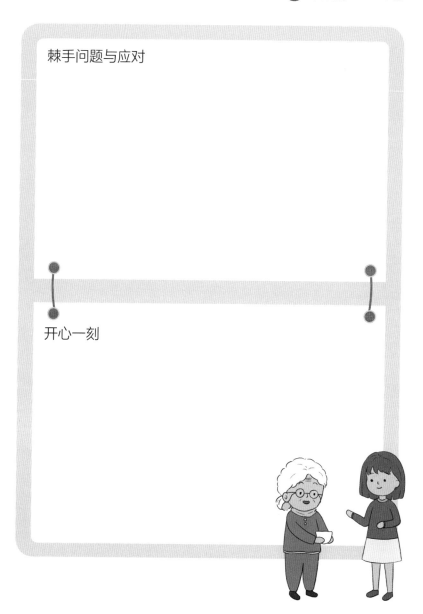

_____ 年 ____ 月 ____ 日   星期 ____

⊘ 照护日记

起床时间	口腔清洁情况

早餐时间	午餐时间	晚餐时间

饮食情况

服药时间（1）   （2）   （3）

服药情况

排便时间（小便）
　　　　（大便）

排便情况

活动情况

身体清洁情况

睡眠时间	睡眠情况

⊘ 照护日记

棘手问题与应对

开心一刻

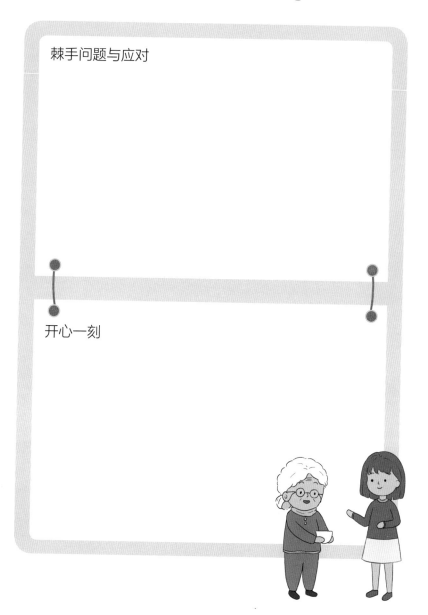

_____年 ____月 ____日　　　　　　星期 ____

⊘ 照护日记

起床时间		口腔清洁情况
早餐时间	午餐时间	晚餐时间

饮食情况

服药时间（1） 　　　　（2） 　　　　（3）

服药情况

排便时间（小便）
　　　　　（大便）

排便情况

活动情况

身体清洁情况

睡眠时间	睡眠情况

⊘ 照护日记

棘手问题与应对

开心一刻

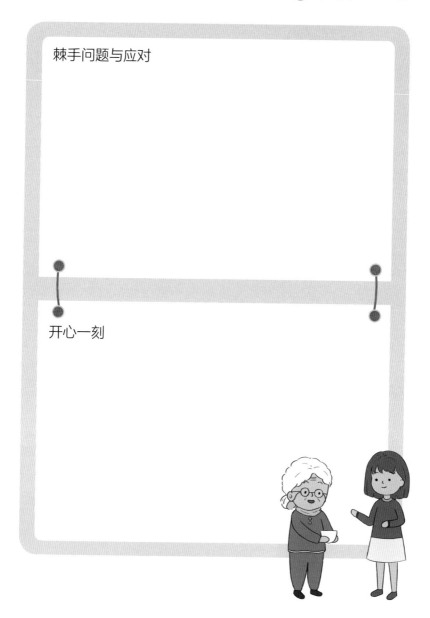

_____ 年 ____ 月 ____ 日　　　　　　星期 ____

⊘ 照护日记

起床时间		口腔清洁情况
早餐时间	午餐时间	晚餐时间

饮食情况

服药时间（1）　　　　（2）　　　　（3）

服药情况

排便时间（小便）
　　　　　（大便）

排便情况

活动情况

身体清洁情况

| 睡眠时间 | 睡眠情况 |

⊘ 照护日记

棘手问题与应对

开心一刻

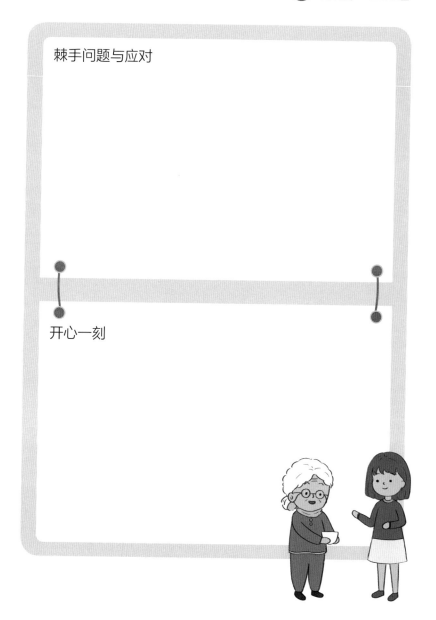

_____年___月___日 ~ _____年___月___日

⊘ 每周自我评估

自我感觉和心情

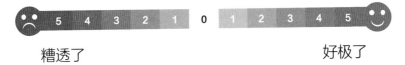

糟透了   好极了

日常照护的效果

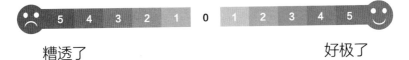

糟透了   好极了

和亲人的关系

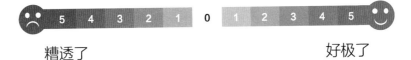

糟透了   好极了

休息和放松

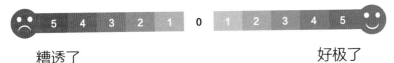

糟透了   好极了

我的进步

_____ 年 ____ 月 ____ 日　　　　　　星期 ____

⊘ 照护日记

起床时间	口腔清洁情况

早餐时间	午餐时间	晚餐时间

饮食情况

服药时间（1）　　　　（2）　　　　（3）

服药情况

排便时间（小便）
　　　　　（大便）

排便情况

活动情况

身体清洁情况

睡眠时间	睡眠情况

⊘ 照护日记

棘手问题与应对

开心一刻

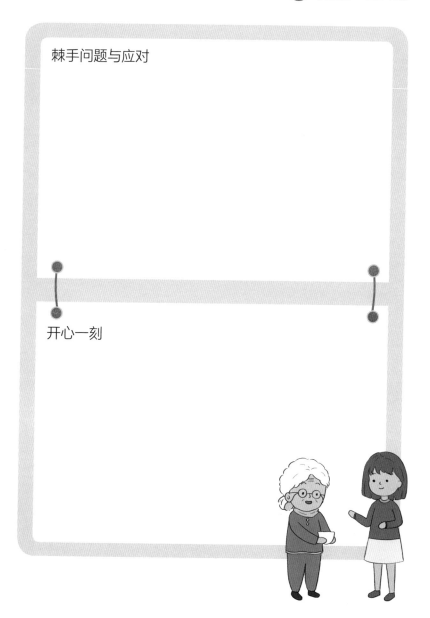

_____ 年 _____ 月 _____ 日　　　　　星期 _____

⊘ 照护日记

起床时间	口腔清洁情况

早餐时间	午餐时间	晚餐时间

饮食情况

服药时间（1）　　　　（2）　　　　（3）

服药情况

排便时间（小便）
　　　　　（大便）

排便情况

活动情况

身体清洁情况

睡眠时间	睡眠情况

⊘ 照护日记

棘手问题与应对

开心一刻

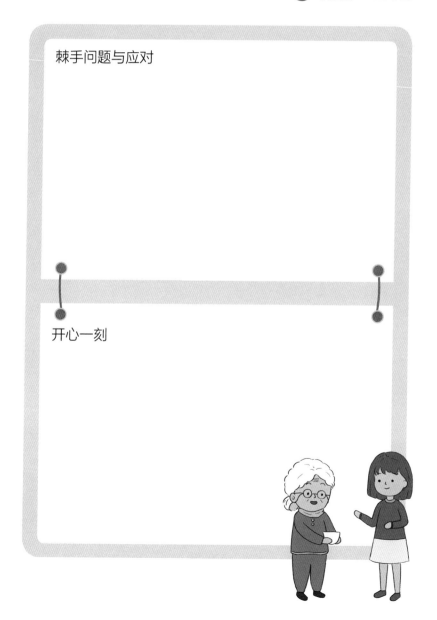

_____ 年 _____ 月 _____ 日 　　　　　　　　星期 _____

⊘ 照护日记

起床时间		口腔清洁情况
早餐时间	午餐时间	晚餐时间

饮食情况

服药时间（1）　　　　（2）　　　　（3）

服药情况

排便时间（小便）
　　　　　（大便）

排便情况

活动情况

身体清洁情况

睡眠时间	睡眠情况

⊘ 照护日记

棘手问题与应对

开心一刻

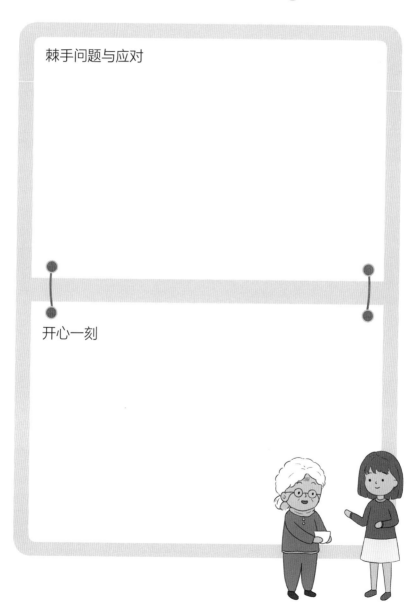

_____ 年 ____ 月 ____ 日　　　　　　星期 ____

⊘ 照护日记

起床时间	口腔清洁情况

早餐时间	午餐时间	晚餐时间

饮食情况

服药时间（1）　　　　（2）　　　　（3）

服药情况

排便时间（小便）
　　　　　（大便）

排便情况

活动情况

身体清洁情况

睡眠时间	睡眠情况

⊘ 照护日记

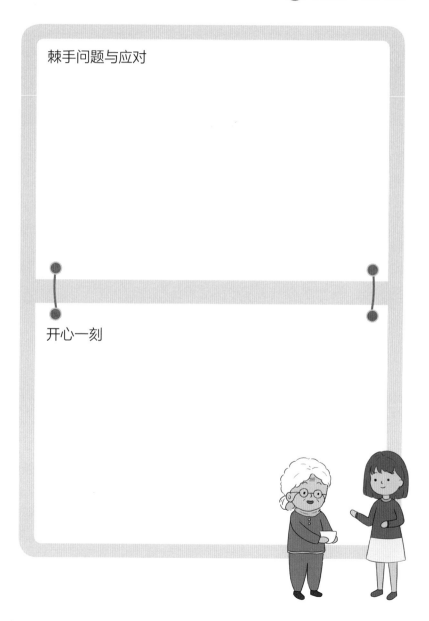

棘手问题与应对

开心一刻

_____ 年 ____ 月 ____ 日 　　　　　 星期 ____

⊘ 照护日记

起床时间	口腔清洁情况

早餐时间	午餐时间	晚餐时间

饮食情况

服药时间（1）　　　（2）　　　（3）

服药情况

排便时间（小便）
　　　　（大便）

排便情况

活动情况

身体清洁情况

睡眠时间	睡眠情况

⊘ 照护日记

棘手问题与应对

开心一刻

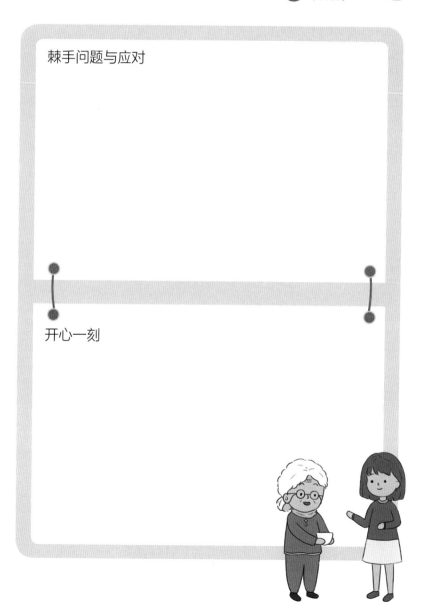

_____年____月____日　　　　　星期____

⊘ 照护日记

起床时间　　　　　　　　　口腔清洁情况

早餐时间　　　午餐时间　　　晚餐时间

饮食情况

服药时间（1）　　　　（2）　　　　（3）

服药情况

排便时间（小便）
　　　　　（大便）

排便情况

活动情况

身体清洁情况

睡眠时间　　　　　　　　　睡眠情况

⊘ 照护日记

棘手问题与应对

开心一刻

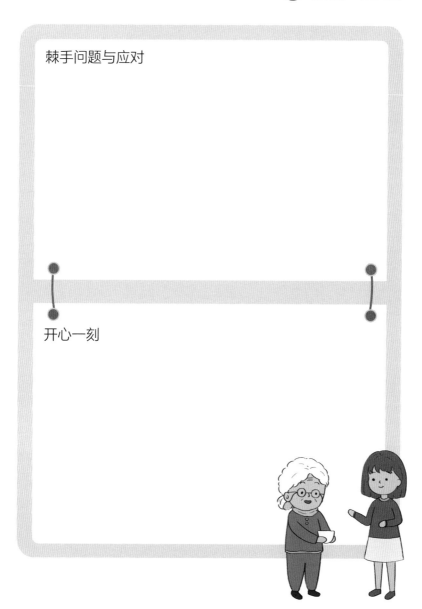

_____年____月____日　　　　　　星期____

⊘ 照护日记

| 起床时间 | 口腔清洁情况 |

| 早餐时间 | 午餐时间 | 晚餐时间 |

饮食情况

服药时间（1）　　　　（2）　　　　（3）

服药情况

排便时间（小便）
　　　　　（大便）

排便情况

活动情况

身体清洁情况

| 睡眠时间 | 睡眠情况 |

⊘ 照护日记

棘手问题与应对

开心一刻

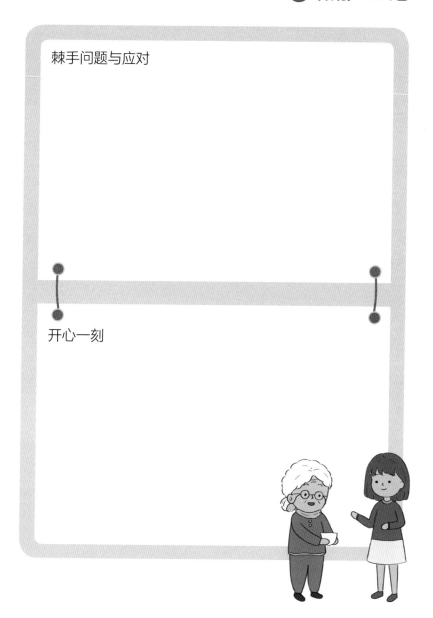

_____年___月___日 ～ _____年___月___日

⊘ 每周自我评估

自我感觉和心情

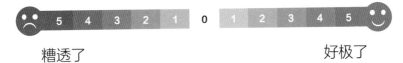

糟透了　　　　　　　　　　　　　　　　　　好极了

日常照护的效果

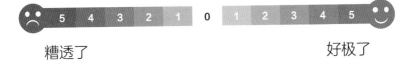

糟透了　　　　　　　　　　　　　　　　　　好极了

和亲人的关系

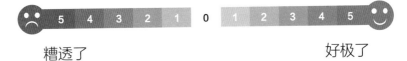

糟透了　　　　　　　　　　　　　　　　　　好极了

休息和放松

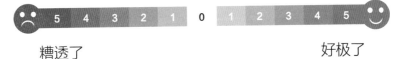

糟透了　　　　　　　　　　　　　　　　　　好极了

我的进步

_____ 年 ____ 月 ____ 日　　　　　　星期 ____

⊘ 照护日记

起床时间	口腔清洁情况

早餐时间	午餐时间	晚餐时间

饮食情况

服药时间（1）　　　　　（2）　　　　　（3）

服药情况

排便时间（小便）
　　　　　（大便）

排便情况

活动情况

身体清洁情况

睡眠时间	睡眠情况

✅ 照护日记

棘手问题与应对

开心一刻

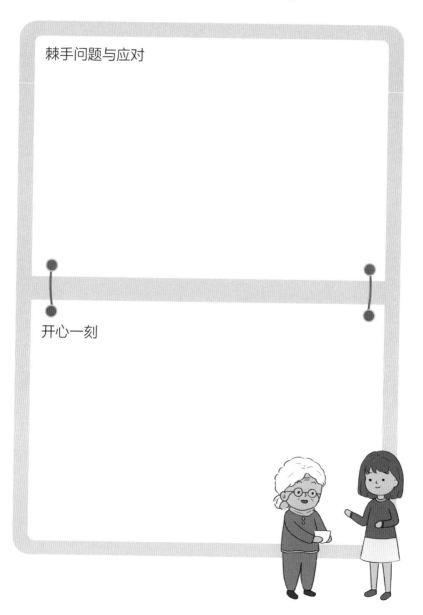

_____ 年 ____ 月 ____ 日   星期 ____

⊘ 照护日记

起床时间   口腔清洁情况

早餐时间   午餐时间   晚餐时间

饮食情况

服药时间（1）   （2）   （3）

服药情况

排便时间（小便）
           （大便）

排便情况

活动情况

身体清洁情况

睡眠时间   睡眠情况

⊘ 照护日记

棘手问题与应对

开心一刻

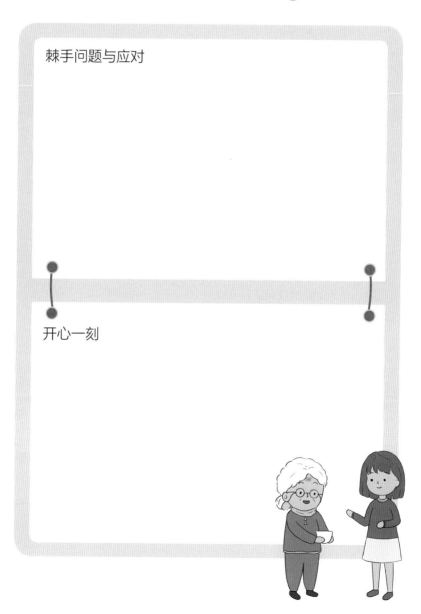

_____ 年 ____ 月 ____ 日　　　　　　　星期 ____

⊘ 照护日记

| 起床时间 | 口腔清洁情况 |

| 早餐时间 | 午餐时间 | 晚餐时间 |

饮食情况

服药时间（1）　　　　（2）　　　　（3）

服药情况

排便时间（小便）
　　　　　（大便）

排便情况

活动情况

身体清洁情况

| 睡眠时间 | 睡眠情况 |

⊘ 照护日记

棘手问题与应对

开心一刻

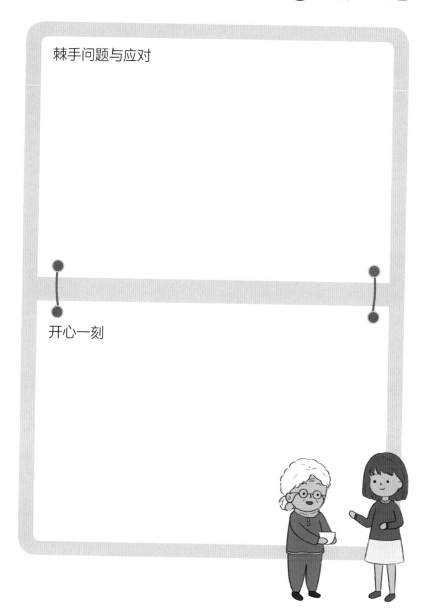

_____年____月____日　　　　　　　星期____

⊘ 照护日记

起床时间　　　　　　　口腔清洁情况

早餐时间　　　午餐时间　　　晚餐时间

饮食情况

服药时间（1）　　　（2）　　　（3）

服药情况

排便时间（小便）
　　　　　（大便）

排便情况

活动情况

身体清洁情况

睡眠时间　　　　　　睡眠情况

⊘ 照护日记

棘手问题与应对

开心一刻

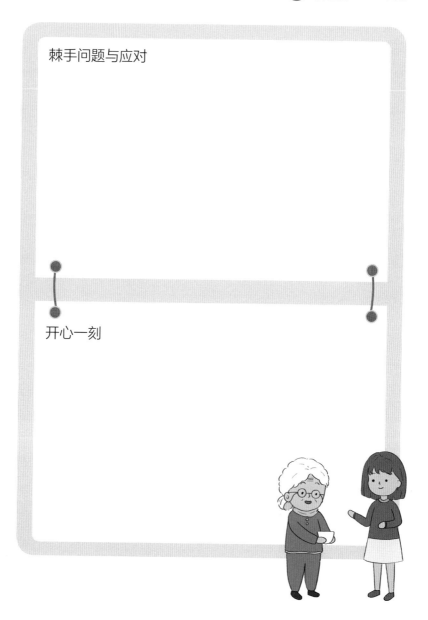

_____ 年 ____ 月 ____ 日　　　　　　星期 ____

⊘ 照护日记

| 起床时间 | 口腔清洁情况 |

饮食情况

| 早餐时间 | 午餐时间 | 晚餐时间 |

饮食情况

服药时间（1）　　　　　（2）　　　　　（3）

服药情况

排便时间（小便）
　　　　　（大便）

排便情况

活动情况

身体清洁情况

| 睡眠时间 | 睡眠情况 |

⊘ 照护日记

棘手问题与应对

开心一刻

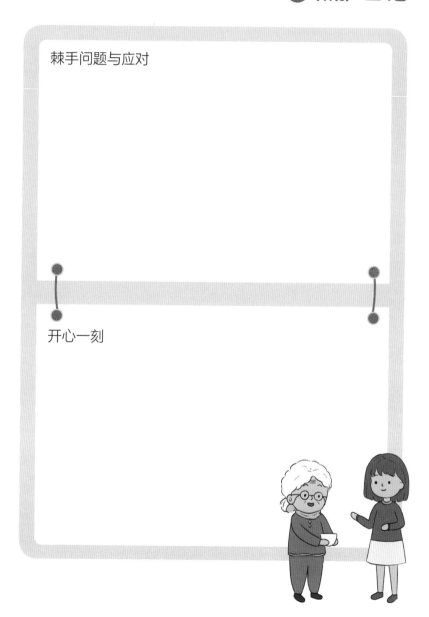

_____年 ____月 ____日　　　　　　　　星期 ____

⊘ 照护日记

起床时间	口腔清洁情况

早餐时间	午餐时间	晚餐时间

饮食情况

服药时间（1）　　　　　（2）　　　　　（3）

服药情况

排便时间（小便）
　　　　（大便）

排便情况

活动情况

身体清洁情况

睡眠时间	睡眠情况

⊘ 照护日记

棘手问题与应对

开心一刻

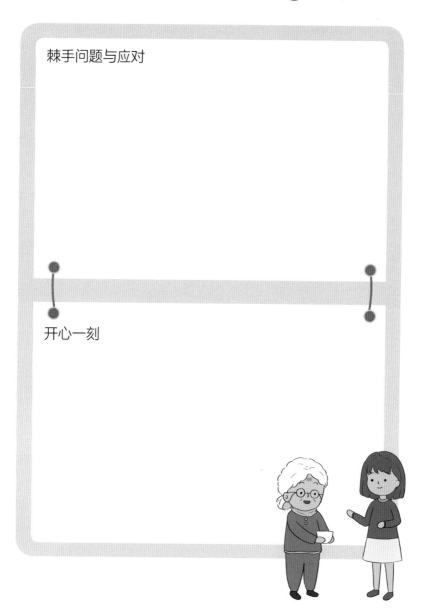

_____ 年 ____ 月 ____ 日　　　　　星期 ____

⊘ 照护日记

起床时间		口腔清洁情况
早餐时间	午餐时间	晚餐时间
饮食情况		
服药时间（1）　　　　（2）　　　　（3）		
服药情况		
排便时间（小便） 　　　　　（大便）		
排便情况		
活动情况		
身体清洁情况		
睡眠时间		睡眠情况

⊘ 照护日记

棘手问题与应对

开心一刻

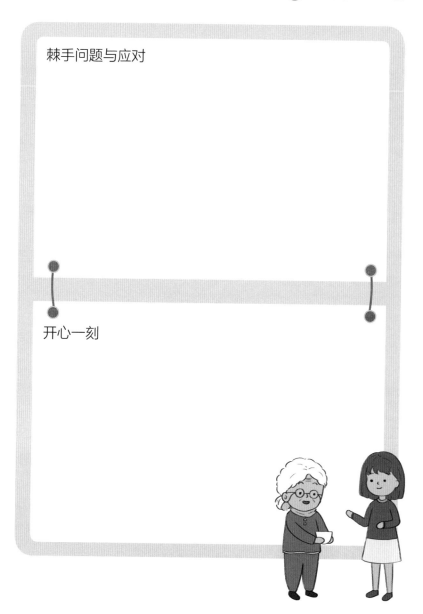

_____年___月___日 ~ _____年___月___日

⊘ 每周自我评估

自我感觉和心情

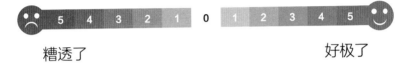

糟透了　　　　　　　　　　　　　　好极了

日常照护的效果

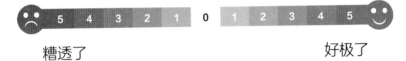

糟透了　　　　　　　　　　　　　　好极了

和亲人的关系

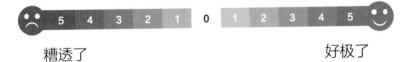

糟透了　　　　　　　　　　　　　　好极了

休息和放松

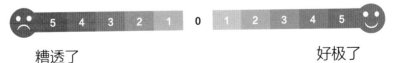

糟透了　　　　　　　　　　　　　　好极了

我的进步

_____ 年 _____ 月 _____ 日　　　　　　星期 _____

⊘ 照护日记

起床时间		口腔清洁情况
早餐时间	午餐时间	晚餐时间
饮食情况		
服药时间（1）	（2）	（3）
服药情况		
排便时间（小便） 　　　　　（大便）		
排便情况		
活动情况		
身体清洁情况		
睡眠时间		睡眠情况

⊘ 照护日记

棘手问题与应对

开心一刻

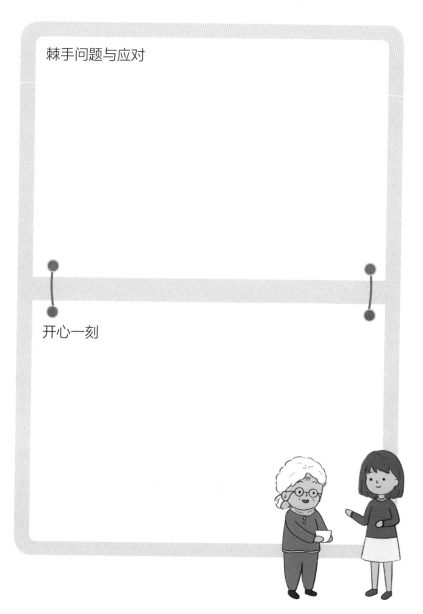

_____ 年 ____ 月 ____ 日　　　　　　　星期 ____

⊘ 照护日记

起床时间	口腔清洁情况

早餐时间	午餐时间	晚餐时间

饮食情况

服药时间（1）　　　（2）　　　（3）

服药情况

排便时间（小便）
　　　　　（大便）

排便情况

活动情况

身体清洁情况

睡眠时间	睡眠情况

⊘ 照护日记

棘手问题与应对

开心一刻

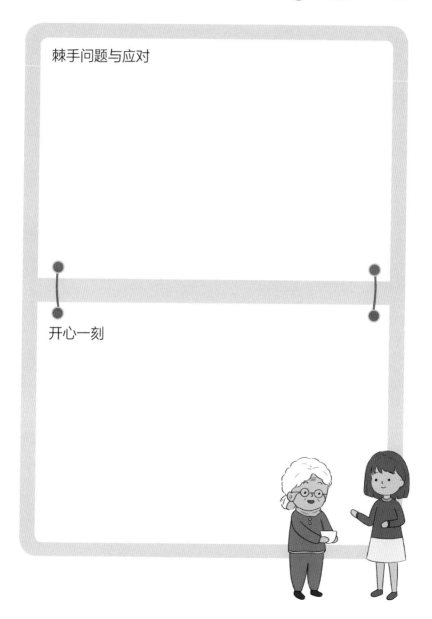

_____ 年 _____ 月 _____ 日　　　　　　星期 _____

⊘ 照护日记

起床时间	口腔清洁情况

早餐时间	午餐时间	晚餐时间

饮食情况

服药时间（1）　　　　（2）　　　　（3）

服药情况

排便时间（小便）
　　　　　（大便）

排便情况

活动情况

身体清洁情况

睡眠时间	睡眠情况

⊘ 照护日记

棘手问题与应对

开心一刻

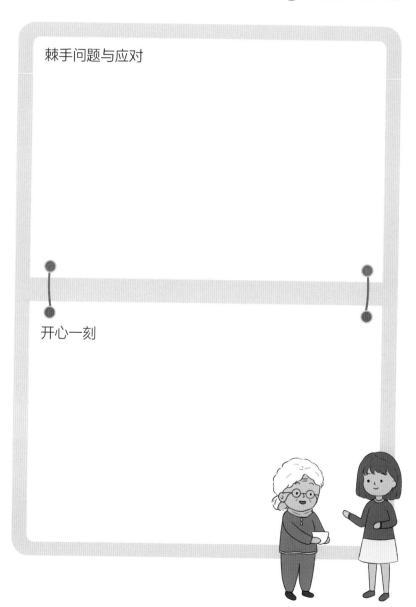

_____ 年 ____ 月 ____ 日　　　　　星期 ____

⊘ 照护日记

| 起床时间 | 口腔清洁情况 |

| 早餐时间 | 午餐时间 | 晚餐时间 |

饮食情况

服药时间（1）　　　（2）　　　（3）

服药情况

排便时间（小便）
　　　　　（大便）

排便情况

活动情况

身体清洁情况

| 睡眠时间 | 睡眠情况 |

✅ 照护日记

棘手问题与应对

开心一刻

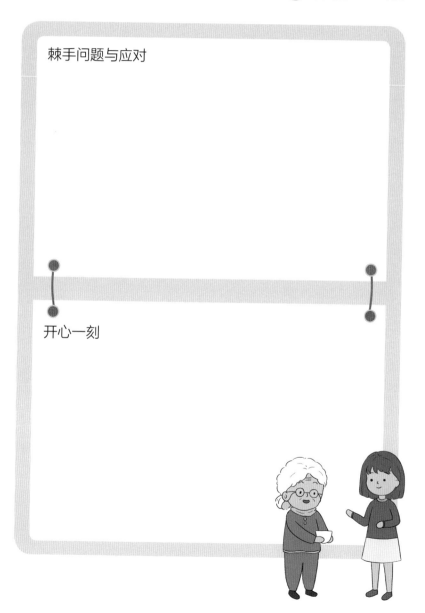

_____年____月____日　　　　　　星期____

⊘ 照护日记

起床时间　　　　　　　口腔清洁情况

早餐时间　　　午餐时间　　　晚餐时间

饮食情况

服药时间（1）　　　　（2）　　　　（3）

服药情况

排便时间（小便）
　　　　　（大便）

排便情况

活动情况

身体清洁情况

睡眠时间　　　　　　　睡眠情况

⊘ 照护日记

棘手问题与应对

开心一刻

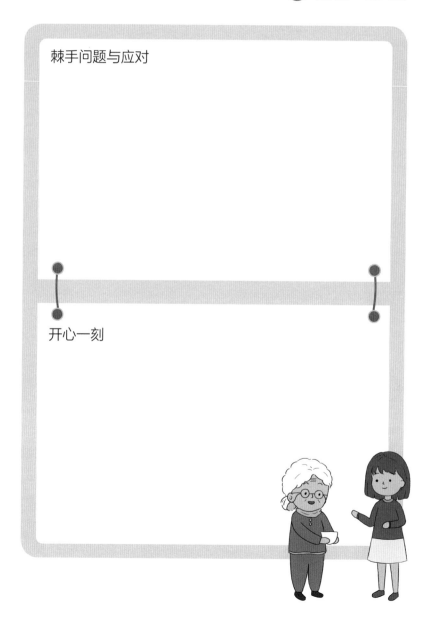

_____ 年 _____ 月 _____ 日 　　　　　　星期 _____

⊘ 照护日记

起床时间	口腔清洁情况

早餐时间	午餐时间	晚餐时间

饮食情况

服药时间（1）　　　　（2）　　　　（3）

服药情况

排便时间（小便）
　　　　（大便）

排便情况

活动情况

身体清洁情况

睡眠时间	睡眠情况

⊘ 照护日记

棘手问题与应对

开心一刻

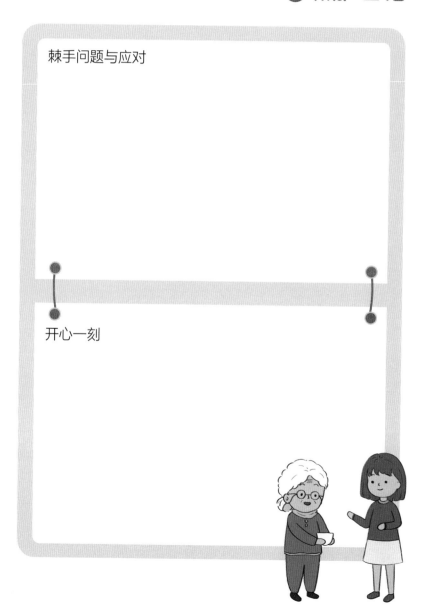

_____ 年 ____ 月 ____ 日　　　　　　星期 ____

⊘ 照护日记

| 起床时间 | | 口腔清洁情况 |

| 早餐时间 | 午餐时间 | 晚餐时间 |

饮食情况

服药时间（1）　　　　　（2）　　　　　（3）

服药情况

排便时间（小便）
　　　　（大便）

排便情况

活动情况

身体清洁情况

| 睡眠时间 | 睡眠情况 |

⊘ 照护日记

棘手问题与应对

开心一刻

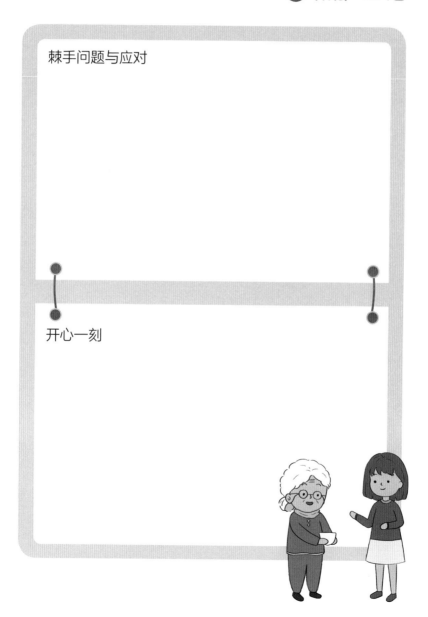

_____年___月___日 ~ _____年___月___日

⊘ 每周自我评估

自我感觉和心情

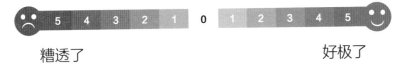

糟透了   好极了

日常照护的效果

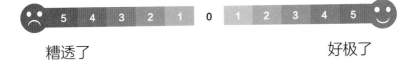

糟透了   好极了

和亲人的关系

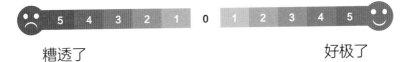

糟透了   好极了

休息和放松

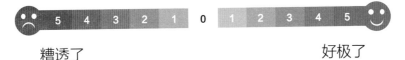

糟透了   好极了

我的进步

_____ 年 ____ 月 ____ 日　　　　　　星期 ____

⊘ 照护日记

起床时间	口腔清洁情况

早餐时间	午餐时间	晚餐时间

饮食情况

服药时间（1）　　　　　（2）　　　　　（3）

服药情况

排便时间（小便）
　　　　　（大便）

排便情况

活动情况

身体清洁情况

睡眠时间	睡眠情况

⊘ 照护日记

棘手问题与应对

开心一刻

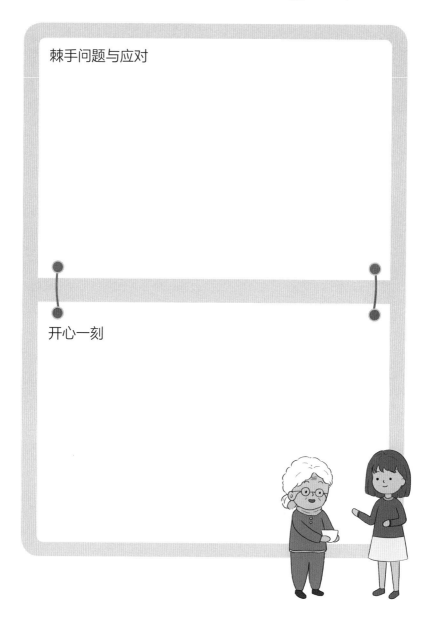

_____ 年 ____ 月 ____ 日　　　　　　星期 ____

⊘ 照护日记

起床时间	口腔清洁情况

早餐时间	午餐时间	晚餐时间

饮食情况

服药时间（1）　　　　（2）　　　　（3）

服药情况

排便时间（小便）
　　　　（大便）

排便情况

活动情况

身体清洁情况

睡眠时间	睡眠情况

⊘ 照护日记

棘手问题与应对

开心一刻

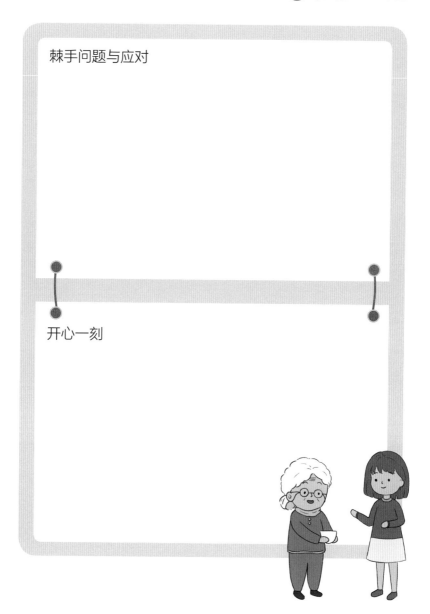

_____ 年 _____ 月 _____ 日　　　　　　星期 _____

⊘ 照护日记

起床时间	口腔清洁情况

早餐时间	午餐时间	晚餐时间

饮食情况

服药时间（1）　　　　（2）　　　　（3）

服药情况

排便时间（小便）
　　　　（大便）

排便情况

活动情况

身体清洁情况

睡眠时间	睡眠情况

⊘ 照护日记

棘手问题与应对

开心一刻

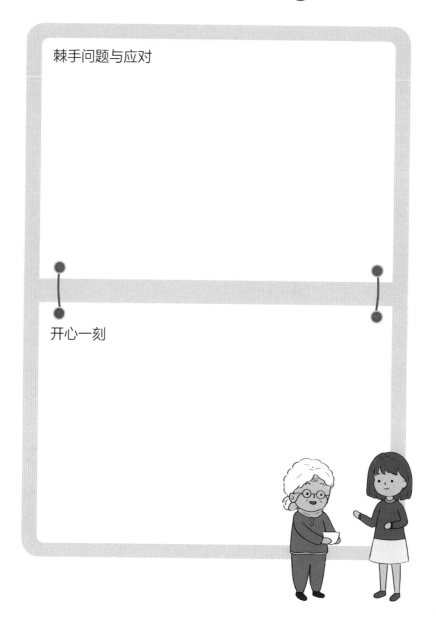

_____年___月___日 ~ _____年___月___日

⊘ 每周自我评估

自我感觉和心情

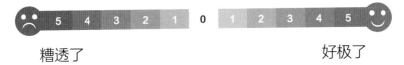

糟透了　　　　　　　　　　　　　　好极了

日常照护的效果

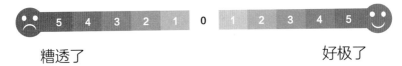

糟透了　　　　　　　　　　　　　　好极了

和亲人的关系

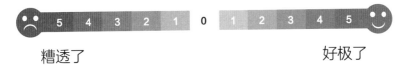

糟透了　　　　　　　　　　　　　　好极了

休息和放松

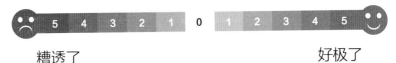

糟透了　　　　　　　　　　　　　　好极了

我的进步